雑穀のポートレート

平 宏和 著

錦 房

― 雑穀の世界 ―

ポートレートⅠ　　1. ア　　ワ（粟）

イネ科・キビ亜科・エノコログサ属・一年生草本
学名：*Setaria italica*
英名：Foxtail millet; Italian millet

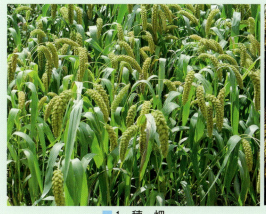

■1　穂―畑　　　　　　　　■2　穂―貯蔵

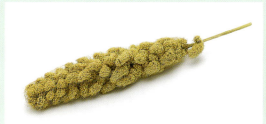
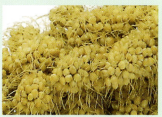

■3　穂（右：拡大）

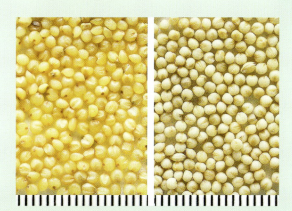

■4　玄穀粒―
　　左：ウルチ種
　　右：モチ種
　　（1目盛り1mm）

ポートレートⅠ 雑穀の世界

2. ヒ エ（稗）

イネ科・キビ亜科・ヒエ属・一年生草本
学名：*Echinochloa frumentacea*
英名：Japanese barnyard millet

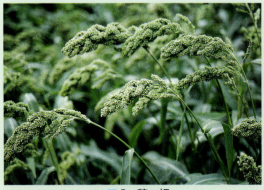

■5 穂—畑

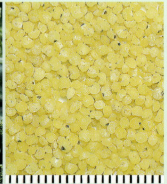

■6 精白粒
（白干し法．1目盛り1mm）

3. キ ビ（黍）

イネ科・キビ亜科・キビ属・一年生草本
学名：*Panicum miliaceum*
英名：Common millet; Proso millet

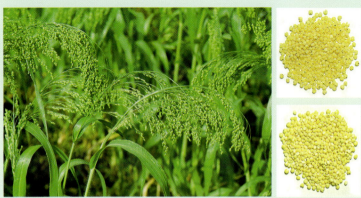

■7 穂—畑

■8 精白粒—上：ウルチ種・
下：モチ種

4. モロコシ（蜀黍）

イネ科・キビ亜科・モロコシ属・一年生草本
別名：トウキビ，タカキビ，コウリャン，マイロ，ソルガム（⇒Ⅵ-4-1,2）
学名：*Sorghum bicolor*
英名：Sorghum

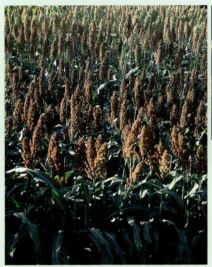

■9　穂（直立型）—畑

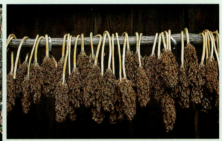

■10　穂（鴨首型）の乾燥

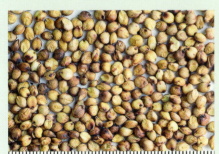

■11　玄穀粒（1目盛り1 mm）

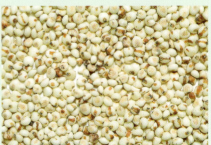

■12　精白粒（1目盛り1 mm）

ポートレートⅠ 雑穀の世界

5. トウモロコシ（玉蜀黍）

> イネ科・キビ亜科・トウモロコシ属・一年生草本
> 別名：トウキビ，ナンバン（⇒Ⅵ-5-1）
> 学名：*Zea mays*
> 英名：Corn; Maize（⇒Ⅵ-5-2）

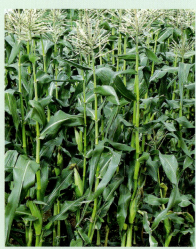

■ 13　穂―畑

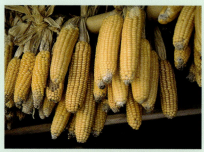

■ 14　穂―貯蔵

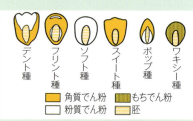

■ 15　トウモロコシの種類と粒質

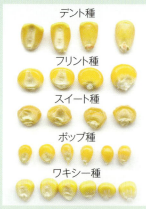

■ 16　穀粒5種

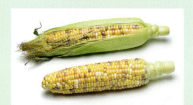

■ 17　スイートコーン
　　　（品種：ウッディコーン）

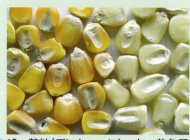

■ 18　穀粒（デントコーン）―左：黄色種・
　　　　　　　　　　　　　右：白色種

6. ハトムギ（薏苡）

イネ科・キビ亜科・ジュズダマ属・一年生草本
別名：ヨクイ，シコクムギ
学名：*Coix lacryma-jobi* var. *frumentacea*（⇒Ⅵ-6-1）
英名：Job's tears; Adlay（⇒Ⅵ-6-1）

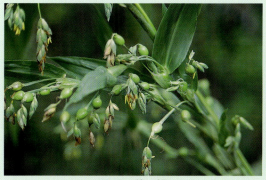
■ 19　穂―畑

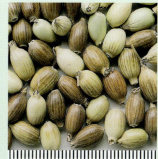
■ 21　総包粒（1目盛り1 mm）

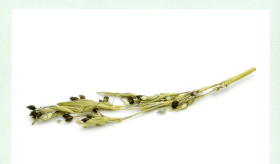
■ 20　穂（完熟）

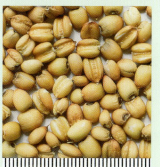
■ 22　玄穀粒（1目盛り1 mm）

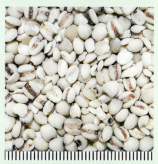
■ 23　精白粒（1目盛り1 mm）

ポートレートⅠ　雑穀の世界

7. シコクビエ（龍爪稗）

イネ科・スズメガヤ亜科・オヒシバ属・一年生草本
学名：*Eleusine coracana*
別名：カモアシビエ・コウボウビエ・カラビエ・チョウセンビエ
英名：Finger millet・Ragi（インド名）

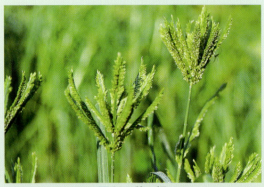
■ 24　穂―畑

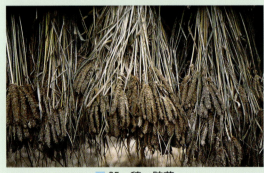
■ 25　穂―貯蔵

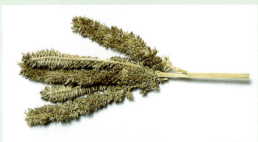
■ 26　穂

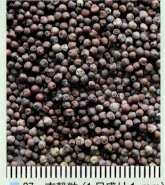
■ 27　玄穀粒（1目盛り1mm）

8. トウジンビエ（唐人稗）

イネ科・キビ亜科・チカラシバ属・一年生草本
学名：*Pennisetum typhoideum*
英名：Pearl millet; Bulrush millet

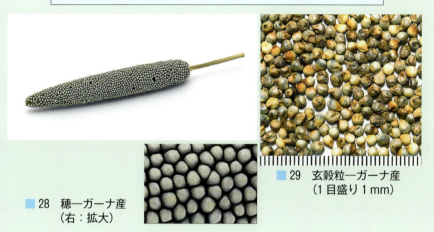

■ 28　穂—ガーナ産
　　（右：拡大）

■ 29　玄穀粒—ガーナ産
　　（1目盛り1mm）

9. テ　　フ

イネ科・スズメガヤ亜科・スズメガヤ属・一年生草本
学名：*Eragrostis abyssinica*
英名：Teff

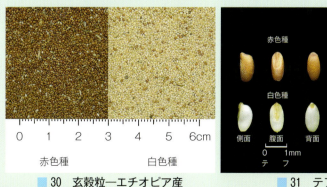

■ 30　玄穀粒—エチオピア産

■ 31　テフとコメ

10. コド

イネ科・キビ亜科・スズメノヒエ属・一年生草本
学名：*Paspalum scrobiculatum*
英名：Kodo millet（kodo はヒンズー名）

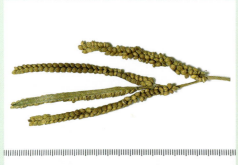

■ 32 穂—インド産（1目盛り1 mm）

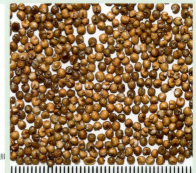

■ 33 玄穀粒—インド産
（1目盛り1 mm）

11. ワイルドライス

イネ科・ファルス亜科・マコモ属・一年生草本
別名：アメリカマコモ
学名：*Zizania aquatica*
英名：Wild rice

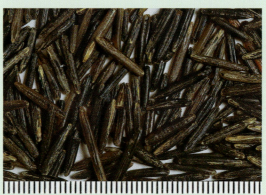

■ 34 玄穀粒—米国産（1目盛り1 mm）

はじめに

　古くより，世界で各種の穀物が広く栽培され，重要な食糧とされてきた．その主な理由として，次のようなことがあげられる．

　①　穀類作物は環境適応性に富み，投入する労力と施肥量に比べ収量が高く，安定した収穫が得られる．

　②　穀物は水分含量が低いので，栄養価が高く，長期の保存に耐え，移動しやすく，また，救荒作物としての役割を果たす．

　穀類作物と穀物はこのような特徴をもっているが，日本の穀類の中で主にイネの栽培が難しい地域で食べられていた雑穀は，コメに比べて食味が劣ることもあり，第二次世界大戦以後になって，コメの生産が増え，食生活が豊かになると，一部の地域を除いて，その姿を消してしまった．しかし，最近，健康志向食品として復活をし，わずかではあるが雑穀が店頭にもみられるようになった．

　日本の食生活における雑穀については，大戦後の歴史は短いが，古代からの歴史は長い．そのため，現在でも，古くから受け継がれた雑穀とその食文化が各地でみられている．

　一方，世界においては，雑穀を主食とする国々があり，それらの国では雑穀が重要な国民の食糧になっている．さらに，雑穀は家畜飼料として果たす役割も大きく，日本では食料・飼料用として雑穀を含む多くの穀類が諸外国から輸入されている．

　このような状況のなかで，色々な角度から眺めてみた雑穀の等身大の「ポートレート」が本書である．これをご覧になって，コメのような派手さをもたない雑穀に何らかの関心をもたれる方が増えるとすれば，筆者の目的が伝えられたことになる．

平成 29 年 10 月　　　　　　　　　　　　　　　　　　　　　　　　　平　宏和

目　次

はじめに …………………………………………………… xi
ポートレートⅠ　雑穀の世界 …………………………… iii

Ⅰ　雑穀とは ………………………………………………………… 1
Ⅱ　雑穀の世界 ……………………………………………………… 2
　Ⅱ-1　アワ（粟）………………………………………………… 3
　Ⅱ-2　ヒエ（稗）………………………………………………… 3
　Ⅱ-3　キビ（黍）………………………………………………… 4
　Ⅱ-4　モロコシ（蜀黍）………………………………………… 4
　Ⅱ-5　トウモロコシ（玉蜀黍）………………………………… 5
　Ⅱ-6　ハトムギ（薏苡）………………………………………… 7
　Ⅱ-7　シコクビエ（龍爪䅟）…………………………………… 7
　Ⅱ-8　外国の雑穀：トウジンビエ（唐人稗）………………… 8
　Ⅱ-9　外国の雑穀：テフ ………………………………………… 8
　Ⅱ-10　外国の雑穀：コド ……………………………………… 9
　Ⅱ-11　外国の雑穀：ワイルドライス ………………………… 9
Ⅲ　雑穀と栄養成分 ………………………………………………… 11
　Ⅲ-1　雑穀と栄養成分値 ………………………………………… 11
　Ⅲ-2　雑穀たんぱく質の栄養評価 ……………………………… 12
　Ⅲ-3　雑穀たんぱく質のアミノ酸組成 ………………………… 15
　Ⅲ-4　雑穀と食事摂取基準値・摂取量 ………………………… 19
Ⅳ　雑穀の利用 ……………………………………………………… 23
　Ⅵ-1　雑穀の調理法 ……………………………………………… 23
　Ⅵ-2　加工製品 …………………………………………………… 25

目　次

V　雑穀と本草 ……………………………………………………27
V-1　食物と本草 ……………………………………………27
V-2　医（薬）食同源―治未病への雑穀の役割 …………30
1. 医（薬）食同源と「食育」／30　2. 治未病と東洋医学的健康観／31
3. 食育と雑穀の役割／31
4. 五穀・五果・五畜・五菜と五行色体表／32
V-3　雑穀の治未病への応用とレシピの実際 ……………33
1. アワ（粟）／33　2. モロコシ（蜀黍）／34
3. トウモロコシ（玉蜀黍）／35　4. ハトムギ（薏苡）／36
5. オオムギ（大麦）とコムギ（小麦）／37
6. ソバ（蕎麦）／37　7. モチゴメ（糯米）／38

VI　雑穀百話 ……………………………………………………40
　　ポートレートⅡ　雑穀百話 ……………………………41
VI-1　アワ ……………………………………………………53
1. 粟・谷子・小米／53　2. サバイバル種子／54
3. アワの脂肪酸組成回想／55　4. アワの物語／59
5. 江戸の粟餅／61　6. 和菓子／63　7. 粟麩・粟漬／66
8. 諺・俗信／67
VI-2　ヒエ ……………………………………………………69
1. 五穀とヒエ／69　2. ヒエがイネにイネがヒエに／71
3. ヒエとパーボイルドライス／71　4. 稗搗き節／73
5. 稗蒔（ひえまき）／74　6. 諺・俗信／75
VI-3　キビ ……………………………………………………76
1. 桃太郎／76　2. 切り餅いろいろ／78
3. キビと度量衡／78　4. 諺・俗信／80
VI-4　モロコシ ………………………………………………80
1. 名称／80　2. ソルガム・マイロ・コウリャン・タカキビ／81
3. 茅台酒（まおたいしゅ）／82　4. 大相撲とモロコシ／83
5. 秋田諸越（あきたもろこし）／83　6. 諺／84
VI-5　トウモロコシ …………………………………………84

1. 雑穀最多の地方名　/84　　2. コーンとメイズ　/86
　　3. 日本列島北上・南下のトウモロコシ　/87
　　4. 新しいアジア原産のワキシー種　/87　　5. 穀類と成分育種　/88
　　6. はったい粉・こがし・香煎　/90
　　7. トウモロコシのお化け　/92　　8. 四万六千日　/94
　　9. なんばの毛　/95　　10. ウイスキー　/95
　　11. スナック菓子　/98　　12. 諺・俗信　/100

　Ⅵ-6　ハトムギ………………………………………………………… 101
　　1. ハトムギとヨブの涙　/101　　2. ハトムギは漢方生薬　/102
　　3. 薏苡仁糖（よくいにんとう）　/103

　Ⅵ-7　ワイルドライス…………………………………………………… 104
　　1. マコモ・ササ・タケ回想　/104　　2. マコモの茎葉　/105

付．日本における雑穀栽培事情（1896・1946 年）………………… 107
主な参考文献………………………………………………………………… 115
おわりに……………………………………………………………………… 119
索　　引……………………………………………………………………… 121

目　次

カラー頁　写真一覧
ポートレートⅠ　雑穀の世界

1. アワ（粟）＜ⅲ＞：■1. 穂―畑，2. 穂―貯蔵，3. 穂，4. 玄穀粒
2. ヒエ（稗）＜ⅳ＞：■5. 穂―畑，6. 精白粒
3. キビ（黍）＜ⅳ＞：■7. 穂―畑，8. 精白粒
4. モロコシ（蜀黍）＜ⅴ＞：■9. 穂（直立型）―畑，10. 穂（鴨首型）の乾燥，11. 玄穀粒，12. 精白粒
5. トウモロコシ（玉蜀黍）＜ⅵ＞：■13. 穂―畑，14. 穂―貯蔵，15. トウモロコシの種類と粒質，16. 穀粒5種，17. スイートコーン，18. 穀粒（デントコーン）
6. ハトムギ（薏苡）＜ⅶ＞：■19. 穂―畑，20. 穂（完熟），21. 総包粒，22. 玄穀粒，23. 精白粒
7. シコクビエ（龍爪䅆）＜ⅷ＞：■24. 穂―畑，25. 穂―貯蔵，26. 穂，27. 玄穀粒
8. トウジンビエ（唐人稗）＜ⅸ＞：■28. 穂―ガーナ産，29. 玄穀粒
9. テフ＜ⅸ＞：■30. 玄穀粒―エチオピア産，31. テフとコメ
10. コド＜ⅹ＞：■32. 穂―インド産，33. 玄穀粒
11. ワイルドライス＜ⅹ＞：■34. 玄穀粒―米国産

ポートレートⅡ　雑穀百話

1. アワ（粟）<41>：■ 35. エノコログサ，36. エノコログサと種子，37. アワがゆ，38. 粟飴，39. 粟の古代飴　40. 粟おこし，41. 粟求肥，42. 粟ぜんざい（もち：キビ餅），43. 粟大福，44. 粟饅頭，45. 粟餅，46. 粟羊羹，47. 粟麩，48. コハダの粟漬，49. コハダの酢漬

2. ヒエ（稗）<44>：■ 50. 五穀（中国：楚辞），51. 五穀（日本：本朝食鑑）52. ヒエ飯―ヒエ（黒蒸し法）70・コメ 30，53. ヒエ飯―コメ 100・ヒエ（白干し法）20，54. 精白粒，55. パーボイルドライス，56. 焼き米―モチ種，57. 臼と杵，58. 乾燥ヒエ

3. キビ（黍）<46>：■ 59. キビ団子（岡山），60. キビ団子（浅草），61. キビ団子（駄菓子），62. 桃太郎（五月人形），63. 切り餅 4 種

4. モロコシ（蜀黍）<47>：■ 64. ホワイトソルガム，65. 茅台酒（台湾産），66. ホウキモロコシの穂―畑，67. コウリャンの箒（中国東北部），68. 秋田諸越，69. 豆落雁，70. 小鳩豆楽

5. トウモロコシ（玉蜀黍）<48>：■ 71. デントコーンの畑―北海道，72. コムギの穂―畑，73. コムギ．玄穀粒，74. エンバクの穂―畑，75. エンバク．籾，76. アイスクリーム，77. はったい粉：トウモロコシ，78. 麦こがしと麦藁蛇，79. 香煎，80. 赤トウモロコシ，81. 雷除け札，82. トウモロコシの絹糸（けんし）と包葉，83. バーボンウイスキー，84. ポップコーン，85. ポップコーン（家庭製菓用），86. ジャイアントコーン，87. 膨化トウモロコシ，88. コーングリッツ，89. 膨化スナック

6. ハトムギ（薏苡）<51>：■ 90. 薏苡仁糖

7. ワイルドライス <52>：■ 91. マコモの種子，92. マコモの肥大茎―圃場，93. マコモ（マコモタケ），94. マコモズミ

I．雑穀とは

　雑穀は主穀に対する穀類である．穀類には禾穀（かこく）類と菽穀（しゅくこく）類が含まれ，禾穀類はイネ科作物，菽穀類はマメ科作物の食用種子である．これらのうち，主要食糧とされるコメ，コムギ，オオムギを除いた禾穀類と菽穀類が雑穀といわれていた．近年になって，菽穀類のダイズも主要食糧とされ，アズキなどと共に雑穀から切離されて豆類として扱われるようになった．さらに，ダイズ，ラッカセイを除く豆類については，雑豆とよばれている．

　現在，「雑穀」についての明確な定義はなく，次に示したような定義がみられている．

　①　主穀のコメ・ムギを除くイネ科の穀類．

　②　主穀のコメ・ムギを除く穀類．この場合，イネ科の穀類のほかに，いわゆる擬似穀類（イネ科以外の穀類）のソバ（タデ科）・キノア（アカザ科）・アマランサス（ヒユ科）など，また，マメ類（ダイズ，アズキなど），油糧種子（ナタネ，ゴマ，エゴマなど）を含む場合もある．

　③　「millet」に対応する穀類．イネ科の小粒穀物を表すミレット（millet）で，コメ，ムギ，さらにトウモロコシ，モロコシ，ハトムギなども含まれない．

　このように，雑穀に対応する穀類については，どの定義を選ぶかによって，その種類が異なってくる．本書では，定義①「主穀のコメ・ムギを除くイネ科の穀類」を採用することとした．そのため，日本では重要なソバが，他の擬似穀類とともに除かれている．

　なお，現在，日本の商業用として，雑穀とは「日本人が主食以外に利用している穀物の総称」という定義がみられる．この定義では，雑穀とは「主穀の精白米，精白コムギ（小麦粉）などを除いた玄米・黒米・赤米を含むすべての禾穀類，擬似穀類と菽穀類」ということになる．

Ⅱ. 雑穀の世界

　イネ科の雑穀作物を植物分類上からみると，日本で利用してきた主要なアワ，ヒエ，キビ，モロコシ，トウモロコシ，ハトムギなどのほとんどが同じ「キビ亜科」に属し，シコクビエが「スズメガヤ亜科」に属している．これらの作物は，「イチゴツナギ亜科」に属しているムギ類などとは異なり，いずれも夏作物として栽培されるのが特徴である．
　雑穀作物をイネ科植物の系統樹との関係よりみると（図Ⅱ-①），イネの属する「ファルス亜科」から直接進化をしたのが「キビ亜科」の雑穀で，さらに

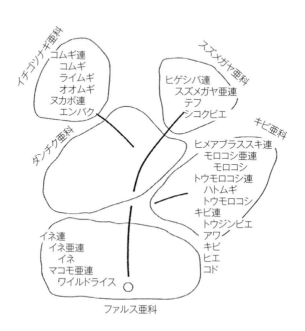

図Ⅱ-①　イネ科植物の系統樹と穀類作物（舘岡，1959をもとに作成）

「ダンチク亜科」を経て進化したのが「スズメガヤ亜科」の雑穀ということになる．なお，イネと同じ「ファルス亜科」に属するワイルドライスは，栽培作物ではなく，野生植物である． ポートレートⅠ　口絵（ⅲ〜ⅹ）参照

Ⅱ-1　ア　ワ（粟）　ポートレートⅠ　■1〜4

　アワはエノコログサ（ネコジャラシ）が原種といわれ，原産地はアフガニスタン説が有力である．これが有史以前にアジア各地，ヨーロッパ，アフリカ各地に伝播し，中国では紀元前2700年頃には栽培が行われていた．日本ではイネの渡来以前に伝来し，縄文時代に栽培が行われており，日本最古の穀類作物である．

▶種類・性状

　大アワ（大穂種）と小アワ（小穂種）に分けられるが，日本のアワは大アワに属し，穂が太く，種子が大きい．その穂型により，円筒型（基部より先端まで同じ太さ）・棍棒型（先端ほど太くなる）・円錐型（先が細くなり尖る）・猿手型（中央の一次枝梗が長く発達し，掌状をなす）・猫足型（円筒形で先端が数本に分岐する）などに分かれる．

　稃（ふ：籾殻）は光沢があり，色は黄・黄白色で，稀に橙黄・青色のものがある．脱稃した種子（玄穀）は，乳白・淡黄色・黄色であり，中には灰青・暗青色のものも稀にみられる．これらは胚乳の外側にある糊粉層に含まれる色素によるものである．ウルチ種とモチ種がある（■4）．粒形は卵円形か球形で，粒の長さ1.3〜1.5 mm，幅1.7〜2 mm，千粒重は1.5〜2.5 g（コメの1/10前後）である．

Ⅱ-2　ヒ　エ（稗）　ポートレートⅠ　■5,6

　原産地はインドとの説もあるが，日本とインドのヒエは，別の野生種が起源である．日本では縄文時代に栽培されており，アワと並んでイネの渡来以前のもっとも古い穀物とされている．低温，過湿，低湿などに強く，種子は長期貯蔵ができるため，救荒作物として重要であった．

▶性状・利用

　種子（玄穀）は光沢のある灰・赤黄褐・暗褐色の稃（ふ：籾殻）に包まれている（図Ⅵ-2-4-②）．長さ 2.5 mm 前後，千粒重 3 g 前後で，脱稃した種子は，粒の長さ，幅ともに 1.8 mm 前後，千粒重は 2.5 g 前後である．

　でん粉のウルチ・モチ性については，日本に二子餅，水乗糯など，モチと名の付いた品種がみられるが，すべてがウルチ性である．なお，近年になり，ガンマ線照射を用いた突然変異育種法によるモチ性ヒエ品種が育成されている．

　精白は，一般穀類の方法では砕粒がでるので，他の穀類と異なった方法で脱穀・精白が行われてきた（⇒Ⅵ-2-3,4）．

Ⅱ-3　キ　ビ（黍）　　ポートレートⅠ　■7,8

　原産地は東アジアあるいは中央アジアの大陸性気候の温帯地域といわれ，ヨーロッパ，エジプト，小アジア，中央アジア，インド，中国などでは有史以前より栽培されていた．日本へはイネ，アワ，ヒエより遅れて中国北部より朝鮮を経て渡来したと推定され，北海道へは明治になり導入されている．

▶性　状

　種子（玄穀）は堅い光沢のある白，灰，赤，黒などの稃（ふ：籾殻）で包まれ，白あるいは黄色で，長さ 1.6〜2.2 mm，幅 1.7〜2 mm，千粒重は 4〜5 g（コメの 1/4〜1/5）．ウルチ種とモチ種がある（■8）．

Ⅱ-4　モロコシ（蜀黍）　　ポートレートⅠ　■9〜12

　原産地はアフリカのエチオピア地域と考えられている．紀元前 3 世紀ころにはエジプトで栽培がされていた．中国での栽培は 4 世紀初めに，日本には室町時代（1392-1573 年）に中国より伝えられたといわれている．現在，アフリカ，中国，インドの一部地方では重要な穀類となっている．日本では，飼料用モロコシがグレインソルガムとよばれ，アルゼンチン，米国からの輸入が多い．

　日本でのモロコシの呼び名については，地方名，外国名など種々あり，穀類

の中ではもっとも理解が難しい（⇒Ⅵ-4-1,2）．

▶性状・利用

用途により子実用モロコシ，糖用モロコシ，箒用モロコシに分けられる．

① **子実用モロコシ**：種子を利用するモロコシで，数系統に分けられる．日本，朝鮮，中国で栽培されているモロコシは，高粱（コウリャン）系統のものである．穂には，直立型（■9）と成熟するにつれて彎曲・下垂する鴨首型がある（■10）．

脱稃した種子（玄穀）は，楕円形または扁円形で，赤・褐・黄色や白色（■11，64）などがあり，長さ3.5～4.5 mm，幅3～4 mm，厚さ2～2.5 mmで，千粒重は2.5 g前後である．胚の占める割合が大きく，胚乳82％，胚10％（コメは2～3％），糠層8％程度である．ウルチ種とモチ種がある．

② **糖用モロコシ**：茎の液汁にショ糖が5～10％含まれ，明治時代に蘆黍（ロゾク）ともよばれ，糖汁採取の目的で栽培されたことがある．近年になり，バイオ燃料のエタノール製造原料として注目されている．

③ **箒用モロコシ**：穂を箒用として利用するモロコシで，種子も食用とすることができる（⇒Ⅵ-4-4）．

Ⅱ-5　トウモロコシ（玉蜀黍）　　ポートレートⅠ　■13～18

原産地は南米北部と推定されている．1493年，新大陸よりコロンブスによってスペインに導入され，その後，急速に世界中に栽培が広まった．日本へは，スペイン導入から約100年前後経った天正年間（1573-92年）に，ポルトガル人により長崎に伝えられた．

一方，明治になって，米国より新品種が北海道に導入されている（⇒Ⅵ-5-3）．

▶種　類

トウモロコシは，種子の胚乳における角質でん粉（硬質でん粉）と粉質でん粉（軟質でん粉）の分布により次のように大別される（■15，16）．

① **デント種（馬歯種）**：角質でん粉が種子の側方に，粉質でん粉が粒頂部

より内部に分布するので，成熟すると粉質でん粉の部分が収縮して粒頂部にくぼみが生ずる．デントはくぼみを意味し，馬の歯のようにくぼむので，デント種を馬歯種ともいう．日本では明治になって導入された（⇒Ⅵ-5-3）．世界でもっとも生産量が多く，飼料用，工業用に広く利用されている．

② **フリント種（硬粒種）**：種子の外側が角質でん粉で完全に覆われ，粉質でん粉は内部にのみ分布する．フリントとは火打石のことで，きわめて固いことを意味する．日本では，長崎へ天正年間（1573-92年）に伝えられたフリント種と，北海道へ明治になって導入されたフリント種の2系統がある（⇒Ⅵ-5-3）．

③ **ソフト種（軟粒種）**：種子のほとんどが粉質でん粉であり，そのため，成熟すると全体が収縮するので，粒形はフリント種に似ている．

④ **スイート種（甘味種）**：種子が半透明で，組織が緻密でないので，成熟後に乾燥すると全体が収縮し，皺状になる．甘味が強く，成熟しても糖含量が高い．デント種型・フリント種型・ソフト種型がある．主として未成熟のものを生食，缶詰，冷凍，料理用などに利用される（■ 17）．

⑤ **ポップ種（爆裂種）**：種子の大部分が角質でん粉で，粉質でん粉は内部にある．本質的にはフリント種に属する．炒ると水分の膨脹により内部が反転露出して爆裂し，もとの容積の15〜35倍になる．爆裂のための水分は13.5%が最適で，温度は150〜230℃が必要である．ポップコーンなどのスナック菓子用に利用される（⇒Ⅵ-5-11）．

⑥ **ワキシー種（モチ種）**：種子のでん粉がモチ性で，コメでもみられるように，胚乳の組織は不透明で蝋状（waxy）である（⇒Ⅵ-5-4）．主に工業用として利用される．なお，日本で古くより「もちとうもろこし」とよばれ，生食されていたものは，ワキシー種ではなく，在来種で粘りがあるフリント種である．

▶**性状・利用**

種子は一般には扁球形のものが多いが，球形，先端が尖った形のものもある．色は黄（■ 18左），白（■ 18右），赤（■ 80），紫，赤黒色などがある．黄色はプロビタミンAのβ-カロテンのほか，α-カロテン，クリプトキサンチ

ンによる．

　種子は，外側から透明で硬い果皮・薄い種皮・外胚乳・内胚乳（糊粉層，でん粉貯蔵組織）と，背面の基部には胚がある．その割合は，胚乳82%，胚12%，果皮～糊粉層・尖帽（種子を穂軸に連結させた組織の残り）1%程度である．他の穀類に比べ，胚の割合が大きいので，コーンスターチ製造の副産物である胚芽はコーン油の製造原料として使われている．

II-6　ハトムギ（薏苡） ポートレートI ■19～23

　トウモロコシに近縁で，同じトウモロコシ連に属している（図II-①）．原産地はインドからミャンマーといわれているが，フィリピンまたはその付近の島であるとの説もある．

　日本では，享保年間（1716-36年）に中国から渡来したといわれており，主として薬用として栽培された（⇒VI-6-2）．

▶性状・利用

　殻（総苞：■21）と中の包穎（ほうえい：稃に相当する部分）などを除いた種子（■22）はヨクイニン（薏苡仁）とよばれ，食用よりは，薬用として利用されてきた（⇒VI-6-2）．

　種子の長さ6～12 mm，幅6 mm前後で，光沢を帯びた暗褐色のやや硬い殻（総苞）に包まれている．内部の子実（玄穀）は，長さ6 mm，幅3～6 mm程度で，先端の尖ったやや扁平の卵形をしており，胚が大きい．千粒重は100～110 gである．ハトムギは一般的にはモチ性であるが，原産地域とみられる地域にはウルチ性のものもみられる．

II-7　シコクビエ（龍爪稷） ポートレートI ■24～27

　原産地はアフリカ（エチオピアから南方地域）と考えられているが，そのほか諸説がある．熱帯中央～東アフリカとインドなどが主要な栽培地である．乾燥に強く，貯蔵性に富むので，救荒作物でもある．日本へは中国を経て伝わったと考えられるが，年代は明確ではない．明治ごろまでは多くの作付けがあったが，現在では四国，長野，石川などの山間地域でわずかに栽培されているに

過ぎない．

▶性状・利用

　草丈は1〜1.5 mで，穂は指あるいは鳥の脚のような分かれた形をしている．

　種子（玄穀）は白色・赤色などがあり，球形で長さ・幅ともに約1.5 mm，千粒重は2.5 g前後である．インド，ネパール，東アフリカなどの主要栽培地域では主穀として重要である．現地の酒製造では，糖化用もやし（発芽した穀粒）として使われている．ウルチ種のみで，日本では粉を団子，おねりなど，また，はったい粉（⇒Ⅵ-5-6）として使われる．

Ⅱ-8　外国の雑穀：トウジンビエ（唐人稗）　ポートレートⅠ　■ 28,29

　原産地は熱帯アフリカのスーダン地方といわれている．有史以前にインドに伝えられ，アフリカのニジェル河からインド洋沿岸にわたって広く栽培されている．土質を選ばず，乾燥に強く，高気温にも耐える．高温・多湿の日本では，栽培がほとんどみられない．

▶性状・利用

　草丈は1.5〜3 m，穂はガマの穂状の円筒形で，長さ30〜40 cm・直径2〜4 cmで，頂部にかけてやや細い．

　種子（玄穀）の上半分は包穎から露出し，灰青色〜深褐色の逆卵型で，長さ3〜4 mm，幅2 mm，千粒重7 g前後である．アフリカ，インドの主要栽培地域では主穀として重要であり，アフリカでは挽き割りを「かゆ」に，インドでは粉をチャパティ（平焼きパン）などの原料に使われる．

Ⅱ-9　外国の雑穀：テ　フ　　ポートレートⅠ　■ 30,31

　原産地はエチオピアの北部高地とされている．現在，エチオピアの標高1700〜2800 m（最適は1900〜2000 m）の高地草原を中心に栽培が行われている．

　手入れをほとんどせずに栽培できるので半遊牧的農業に適している．7月〜

8月に手で種子を散播し,約4ヵ月後に収穫される.刈取り後,人や牛などの家畜の足踏みによって脱穀される.現在でも,テフはエチオピアの主食として重要な穀類となっている.

▶性状・利用

穀類の中ではもっとも小粒なもので,テフの語源は,エチオピアアムハラ語のtéfa「紛失」に由来し,小さいので落とすと見失うの意味である.種子(玄穀)は,長さ1〜1.5 mm,幅0.75〜1 mm,千粒重0.3〜0.4 g(コメの1/50前後)で,白色種と赤色種などがある.一般に白色種が好まれるので価格が高い.

調理の代表的なものはインジェラ(ingera)で,粉のテフに水を加え,24〜48時間乳酸発酵をさせた生地を,平鍋で円形に焼いた一種のパンケーキである.クレープ状,直径40〜50 cm,厚さ数mmで,独特の酸味をもつ.

II-10　外国の雑穀：コド　　ポートレートI　32,33

原産地はインドで,日本でみられる野生のスズメノヒエと同属の植物である.デカン高原,南部地域で栽培され,痩せ地でもよく育ち,播種後,4〜6ヵ月で収穫される.刈取り後,牛などの家畜の足踏みによって脱穀される.

▶性状・利用

種子は円く,成熟粒は硬い褐色の籾殻に包まれている.主にパーボイルドの製法(⇒VI-2-3)によって精白したものを飯,製粉したものをおねりにして食べられている.

II-11　外国の雑穀：ワイルドライス　　ポートレートI　34

ワイルドライスは,しばしば,野生イネと誤解されが,植物分類上では「ファルス亜科」のイネ属に近いマモコ属(⇒VI-7-1)に分類される.

米国・カナダの五大湖を中心とした大西洋沿岸の諸州の湿地・沼地に多く分布しており,種子は古くより先住民の採取食糧として重要であった.また,その風味は移民にも好まれ,利用されてきた.

▶性状・加工調製

　夏の終わりに稈頂（かんちょう）にでた 30～50 cm の穂の上部に雌花，下部に雄花をつける．種子は成熟すると，穂より脱粒しやすいので，栽培は困難であったが，品種・栽培技術の改良により栽培が可能となっている．

　穀粒は緑褐色で背面に浅い溝があり，長さ 10～20 mm，幅 1.5 mm で，製品の色は発酵・焙煎によって黒褐色となっている．

　収穫後の種子は，そのまま食用にはならず，加工調製がなされる．加工調製は収穫後の種子の稃を取りやすくし，また，色と香りを良くするためで，その方法は，種子に水をかけ 4～7 日発酵させたのち，焙煎・乾燥させる工程により行われている．

Ⅲ. 雑穀と栄養成分

　現在，日本で雑穀を食品として使う場合，菓子などを除き，雑穀をコメに加え，飯として調理をすることが多い．その利用目的は，飯の嗜好性を高めるより，健康志向としての栄養価向上を目的としていると思われる．

　健康志向の雑穀には，トウモロコシを除き，アワ，ヒエ，キビ，モロコシ，ハトムギなどの精白粒が使われるが，そのため，これら雑穀の栄養成分が問題となる．

　トウモロコシは，日本の食品としては，主にでん粉・加工食品の原料に使われるので，栄養成分を問題とすることは少ないが，これを主食とする国や飼料関係では，栄養成分，とくにたんぱく質の栄養価（アミノ酸組成）が大きな問題となる（⇒Ⅵ-5-5）．

Ⅲ-1　雑穀と栄養成分値

　アワ，ヒエ，キビ，モロコシ，ハトムギの精白粒について，コメ（精白米）とともに，「七訂日本食品標準成分表」収載のエネルギー値・成分値を表Ⅲ-1-①に示した．

　これら雑穀の成分含量をみると，「一般成分」では炭水化物とたんぱく質，「無機質」ではカリウム，リンが高い．一方，ハトムギについては，たんぱく質以外は他の成分も含め，かなり低いのが特異的である．

　イネ科の穀類に含まれる栄養成分は，炭水化物以外は，穀粒外層部の糠層と胚芽に多く含まれ，胚乳部では内部になるにしたがって炭水化物（主として，でん粉）が増加する．そのため，玄穀粒にくらべ，胚芽・糠層を取除いた精白粒は，炭水化物が多く，無機質とビタミンが少なくなる．

　雑穀（精白粒）の栄養成分をコメと比べてみると，アワ，ヒエ，キビでは，炭水化物を除き，ほとんどの成分が高い値を示している．その理由としては，これらミレット（millet）とよばれる小粒の穀類は，穀粒に占める大きな胚芽

III. 雑穀と栄養成分

表III-1-① 雑穀精白粒の成分組成　　　　　　　　　　　　（100 g 当たり）

			アワ	ヒエ	キビ	モロコシ	ハトムギ	コメ
エネルギー		kcal	367	366	363	364	360	358
一般成分								
	水分	g	13.3	12.9	13.8	12.5	13.0	14.9
	たんぱく質		11.2	9.4	11.3	9.5	13.3	6.1
	脂質		4.4	3.3	3.3	2.6	1.3	0.9
	炭水化物		69.7	73.2	70.9	74.1	72.2	77.6
	食物繊維（総量）	g	3.3	4.3	1.6	4.4	0.6	0.5
無機質								
	カリウム		300	240	200	410	85	89
	カルシウム		14	7	9	14	6	5
	マグネシウム		110	58	84	110	12	23
	リン	mg	280	280	160	290	20	95
	鉄		4.8	1.6	2.1	2.4	0.4	0.8
	亜鉛		2.5	2.2	2.7	1.3	0.4	1.4
	銅		0.49	0.15	0.38	0.21	0.11	0.22
ビタミン								
	ビタミン B_1		0.56	0.25	0.34	0.10	0.02	0.08
	ビタミン B_2	mg	0.07	0.02	0.09	0.03	0.05	0.02
	ナイアシン		2.9	0.4	3.7	3.0	0.5	1.2
	ビタミン B_6		0.18	0.17	0.20	0.24	0.07	0.12
	葉酸	μg	29	14	13	29	16	12
	パントテン酸	mg	1.83	1.50	0.95	0.66	0.16	0.66

「七訂日本食品標準成分表」による

　の一部が精白しても残存すること，また，たんぱく質では，コメについて，陸稲は水稲に比べ，土壌水分量の影響により，雑穀並みの高い値を示すことが知られていることから，畑栽培によることも考えられる．

　一方，ハトムギはコメと比べ，たんぱく質を除き，ほとんどの成分が低含量を示している．理由として，精白の際に胚乳部に食込んだ大きな胚芽を除くため，精白度を高めたことが考えられる（■23）．なお，胚芽が残存すると，脂質の酸化により精白粒の品質劣化に影響を及ぼす．

III-2　雑穀たんぱく質の栄養評価

　「平成26年国民健康・栄養調査報告」によると，たんぱく質については，1

人1日当たり総摂取量（1歳以上）67.7gのうち、摂取量10g以上を示す食品群は、穀類（15.2g），魚介類（13.1g），肉類（14.0g）で，穀類が最も多く，現在でも，重要なたんぱく質源となっている．穀類からのたんぱく質摂取量の内訳をみると，米・加工品8.2g（総摂取量の12.1%），小麦・加工品6.6g（総摂取量の9.8%）を示している．

さらに，穀類は重要なエネルギー源でもあり，総エネルギー量に対し，米・加工品29.3%，小麦・加工品11.6%を摂取している．なお，このことから，穀類摂取量の多い発展途上国では，穀類はエネルギー源・たんぱく質源としての役割が大きいことが分かる．

そのため，食品のたんぱく質の栄養評価として，量的評価（含有量）とともに，たんぱく質の質的評価を知ることが重要である．

▶たんぱく質の質的評価法

食品のたんぱく質は，その種類によって質的な栄養価が異なる．栄養価はその構成アミノ酸組成，各アミノ酸の利用率，または，たんぱく質の消化吸収率によって決定される．たんぱく質の栄養評価法には，動物・ヒトによる生物学的評価法があるが，時間・経費を必要とし，また，単一食品素材の生物学的評価の結果を混合食品に利用して栄養価を推定することは難しい．

そのため，たんぱく質の栄養評価法として，一般的にアミノ酸組成に基づくアミノ酸スコアが用いられている．

▶アミノ酸スコア

アミノ酸スコアとは，動物にとって理想的なアミノ酸基準値を定め，これに対する食品の各アミノ酸値の百分率を算出し，最小値を示したアミノ酸をその食品のアミノ酸スコアとするものである．このアミノ酸を第1制限アミノ酸とよび，基準値に対しもっとも不足するアミノ酸を示す．なお，100以上の数値は，アミノ酸スコアを100とする．

アミノ酸スコアで比較をするアミノ酸は，必須アミノ酸7種（イソロイシン・ロイシン・リシン：別名リジン・トレオニン：別名スレオニン・トリプトファン・バリン・ヒスチジン）と，フェニルアラニン（必須アミノ酸）にチロ

III. 雑穀と栄養成分

表III-2-① 穀類（玄穀）のアミノ酸組成　　　　　　たんぱく質100g当たり g

	コメ型	ムギ型		キビ型					全卵
	コメ	コムギ	オオムギ	アワ	キビ	ヒエ	モロコシ	トウモロコシ	
イソロイシン*	4.5	3.9	3.7	3.9	4.1	4.6	4.2	3.9	5.0
ロイシン*	7.6	6.2	6.5	11.9	12.1	11.6	13.4	12.7	8.3
リシン*	4.2	3.1	3.2	2.2	2.2	1.7	2.0	3.4	7.2
メチオニン*	2.5	1.8	1.2	2.8	2.8	1.8	1.7	2.0	3.2
シスチン	1.1	1.3	2.0	1.4	1.8	2.8	1.1	2.0	2.4
フェニルアラニン*	4.4	4.4	4.1	4.9	4.9	5.8	4.5	4.4	5.1
チロシン	2.5	2.0	1.3	2.2	2.6	2.4	2.7	2.4	4.5
トレオニン*	4.0	3.4	3.1	4.4	4.0	3.7	3.9	4.2	4.8
トリプトファン*	1.3	1.3	1.4	1.7	1.3	1.0	1.7	0.7	1.4
バリン*	6.5	4.3	4.7	5.5	5.2	6.2	5.3	5.2	6.2
ヒスチジン*	2.2	2.0	2.0	2.1	2.1	1.9	2.0	2.4	2.6
アルギニン	5.6	5.3	4.2	2.7	3.2	3.7	3.6	4.5	6.2
アラニン	6.6	3.1	4.3	8.9	12.1	10.1	10.7	7.5	5.6
アスパラギン酸	8.0	4.9	5.6	6.8	6.3	6.1	6.4	6.1	10.1
グルタミン酸	16.0	29.7	22.4	19.9	22.2	24.0	23.3	18.1	12.8
グリシン	4.4	4.1	3.8	2.8	2.5	2.4	2.8	3.8	3.4
プロリン	6.2	12.4	14.3	10.8	10.4	10.1	13.0	11.9	4.0
セリン	3.9	5.3	4.5	5.8	7.0	5.7	5.5	5.2	7.4

*必須アミノ酸　　　（平, 2003より作成）

シン（非必須アミノ酸）を加えた芳香族アミノ酸，メチオニン（必須アミノ酸）にシスチン（非必須アミノ酸）を加えた含硫アミノ酸の9項目である．

　穀類（玄穀）のアミノ酸組成を**表III-2-①**，他の食品群を含めた食品についてのアミノ酸スコアを**表III-2-②**に示した．

　アミノ酸組成ついては，たんぱく質の生物学的栄養評価ではもっとも高い全卵を併記したが，必須アミノ酸についてみると，穀類は全卵に比べ，リシンが低含量を示している．

　アミノ酸スコアをみると，すべての穀類の第1制限アミノ酸はリシンである．一方，他の食品群では，動物性食品の数値はいずれも100を示し，アミノ酸スコアによるたんぱく質の栄養評価が高い．

　このことは，雑穀を多く摂取する食生活においては，リシン不足を補うため，たんぱく質を多く含み，また，リシン含量の高い動物性食品やダイズなど

表Ⅲ-2-② 穀類と他の食品群のアミノ酸スコア*

食品	アミノ酸スコア	第1制限アミノ酸	食品	アミノ酸スコア	第1制限アミノ酸
穀類			いも類		
－コメ型－			サツマイモ	86	リシン
コメ			ジャガイモ	73	ロイシン
玄米	64	リシン	豆類		
精白米	58	リシン	ダイズ	100	－
－ムギ型－			アズキ	100	－
コムギ粉			種実類		
薄力粉（1等）	36	リシン	アーモンド	47	リシン
中力粉（1等）	33	リシン	ゴマ	44	リシン
強力粉（1等）	31	リシン	ラッカセイ	81	トレオニン
オオムギ			野菜類		
押麦	58	リシン	ホウレンソウ	86	リシン
ライムギ			西洋カボチャ	76	ロイシン
ライムギ粉	64	リシン	果実類		
－キビ型－			イチゴ	67	芳香族アミノ酸
アワ			バナナ	64	芳香族アミノ酸
精白粒	33	リシン	魚介類		
キビ			魚類	100	－
精白粒	25	リシン	肉類		
ヒエ			牛肉・豚肉・鶏肉	100	－
精白粒	24	リシン	卵類		
ハトムギ			鶏卵（全卵）	100	－
精白粒	28	リシン	乳類		
トウモロコシ			普通牛乳	100	－
コーングリッツ	31	リシン			

*FAO/WHO/UNU アミノ酸基準値（1985）・「七訂日本食品標準成分表 アミノ酸成分表編」より算出

を同時に摂取することが望ましいことを示している．

Ⅲ-3 雑穀たんぱく質のアミノ酸組成

▶雑穀のアミノ酸組成

穀類（玄穀）について，さらに詳しく，たんぱく質のアミノ酸組成をみる

と，穀類によってそれぞれ特徴があり，コメ型（コメ），ムギ型（コムギ・オオムギ）とキビ型（アワ・キビ・ヒエ・モロコシ・トウモロコシ）に分類される（**表Ⅲ-2-①**）．

コメ型のアミノ酸組成は，アスパラギン酸含量が高く，グルタミン酸とプロリン含量が低い傾向にある．

これに対し，キビ型では，アラニンとロイシン含量が高く，リシン含量が低い傾向にあり，ほかの穀類に比べ，アラニンは2～4倍，ロイシンは2倍前後高く，リシンは1/2前後の含量を示している．そのため，穀類のアミノ酸スコアも，キビ型では第1制限アミノ酸のリシンが25～30前後ときわめて低い数値が示されている（**表Ⅲ-2-②**）．

このアミノ酸型の特徴については，イネ科の植物分類との関係が考えられる．イネ科の野生植物種子について，アミノ酸組成を検討した結果では，ファルス亜科種子はコメ型，イチゴツナギ亜科種子（エンバクを除く）はムギ型，キビ亜科種子はキビ型をそれぞれ示すことが認められている．このことは，イネ科の穀類の間のアミノ酸組成の違い，また，アミノ酸スコアの違いも，その植物が属する亜科とそれぞれ関係があることが分かる．

したがって，雑穀のキビ型を示したアミノ酸組成は，キビ亜科植物の種子に共通した特徴でもある．

▶雑穀の分画たんぱく質とアミノ酸組成

種子たんぱく質は，その溶解性により4種類の分画たんぱく質に大別される．すなわち，①アルブミン（水可溶性たんぱく質），②グロブリン（中性塩可溶性たんぱく質），③グルテリン（希酸・希アルカリ可溶性たんぱく質）と④プロラミン（70～80%アルコール可溶性たんぱく質）である．

穀類の全たんぱく質中の分画たんぱく質のアルブミン，グロブリン，グルテリンとプロラミンの含量を**表Ⅲ-2-③**に示した．

これら穀類の主要分画たんぱく質をみると，コメはグルテリンであり，コムギ・オオムギ・ライムギとモロコシ・トウモロコシではプロラミンとグルテリンで，コメのみがグルテリンであるのが特徴的である．

コメ型（コメ），ムギ型（コムギ・オオムギ），キビ型（アワ・ヒエ）のプロ

表Ⅲ-2-③　全たんぱく質中の分画たんぱく質　　　　　　　　　　　　（％）

	たんぱく質*	アルブミン	グロブリン	グルテリン	プロラミン
コメ	8～10	2～5	2～8	85～90	1～5
コムギ	10～15	5～10	5～10	30～40	40～50
オオムギ	10～16	3～4	10～20	35～45	35～45
ライムギ	9～14	20～30	5～10	30～40	20～30
モロコシ	9～13	－	－	30～40	60～70
トウモロコシ	7～13	2～10	10～20	30～45	50～55

*乾物%　Simmods, D. H. : Better Nutrition for the World's Millions（1978）より作成

ラミンとグルテリンのアミノ酸組成を**表Ⅲ-2-④**に示した．

　表をみると，とくにプロラミンにそれぞれ特徴がみられ，いずれもリシン含量が「0」に近いのが共通である．さらに，ムギ型とコメ型・キビ型のプロラミンでは，アミノ酸組成が大きく異なっている．

　そのため，穀類のアミノ酸組成は，コメ型では，主要分画たんぱく質である「グルテリン」のアミノ酸組成による影響が大きい．

　一方，ムギ型とキビ型では，主要分画たんぱく質の「プロラミン」と「グルテリン」のアミノ酸組成による影響が大きい．さらに，ムギ型とキビ型の間では，「プロラミン」のアミノ酸組成の違いが影響し，とくに，両型のロイシン，アラニンの違いの要因になっている．

　これらのことから，実用上で問題となるコムギとトウモロコシの低リシン含量は，両穀類がリシン「0」に近いプロラミンを多く含むことが大きな要因となっていることが分かる．一方，コメのたんぱく質の栄養価が高いといわれるのは，主要たんぱく質がグルテリンであることによっている．

▶穀類のアミノ酸組成の変動

　穀類のアミノ酸スコアをみると（**表Ⅲ-2-②**），同じ穀類でも，玄米と精白米，また，小麦粉の薄力粉・中力粉・強力粉間においてリシンの値に違いがみられる．

　玄米より精白米の値が低いのは，精白によりリシン含量の高い胚芽，糠層などが玄米から取除かれたことによっている．

　一方，コムギ，オオムギ，アワなどのリシン含量の変動については，リシン

III. 雑穀と栄養成分

表III-2-④ 穀類（玄穀）のアミノ酸組成　　　　　　　　　　　　　　　　　　たんぱく質100g当たり g

	プロラミン						グルテリン					
	コメ型	ムギ型		キビ型			コメ型	ムギ型		キビ型		
	コメ	コムギ	オオムギ	アワ	ヒエ		コメ	コムギ	オオムギ	アワ	ヒエ	
イソロイシン*	6.6	6.0	6.0	6.5	6.9		5.8	5.9	6.4	6.7	7.1	
ロイシン*	16.9	8.1	7.9	20.0	13.7		9.3	8.8	10.1	11.6	10.1	
リシン*	0.4	0.9	0.7	0.3	0.4		4.0	4.4	4.7	7.0	6.1	
メチオニン*	1.3	1.9	1.9	2.4	2.5		1.9	2.6	2.6	3.8	3.7	
シスチン	0.6	2.0	2.1	0.9	0.6		0.5	0.7	0.9	0.7	0.7	
フェニルアラニン*	6.4	5.8	6.5	6.3	6.5		5.6	5.6	5.0	5.6	6.3	
チロシン	4.5	3.1	2.7	3.4	4.4		3.8	3.8	3.6	4.4	4.4	
トレオニン*	3.1	2.6	2.9	4.5	4.2		4.1	4.2	5.4	5.5	5.5	
トリプトファン*	1.0	0.7	1.1	2.3	1.1		1.2	1.5	1.7	2.3	1.7	
バリン*	7.2	4.5	4.5	5.4	6.6		6.4	6.4	7.5	6.6	7.5	
ヒスチジン*	1.3	2.1	1.7	1.9	1.7		2.2	2.4	3.4	2.5	2.9	
アルギニン	2.9	3.0	3.1	1.9	2.0		7.5	5.7	6.7	6.1	7.5	
アラニン	8.0	2.3	1.9	12.7	12.7		5.4	5.0	5.5	8.1	8.9	
アスパラギン酸	10.2	2.9	2.4	7.4	6.3		7.6	7.3	8.8	12.2	10.2	
グルタミン酸	22.6	40.3	40.5	25.4	27.3		15.7	25.5	20.9	13.7	14.5	
グリシン	4.2	2.0	1.5	1.6	1.6		4.1	4.4	4.3	4.4	4.3	
プロリン	11.9	23.3	29.6	14.7	12.5		5.4	10.1	9.8	7.2	7.8	
セリン	5.6	5.8	4.5	4.3	5.8		4.8	5.2	5.0	5.6	5.0	

（平, 2003 より作成）

*必須アミノ酸

とたんぱく質含量との負相関（たんぱく質含量が高くなるとたんぱく質中のリシン含量が低くなる）によることが知られている．

「七訂日本食品標準成分表」のたんぱく質含量（可食部100g当たり）では，小麦粉（1等）について，薄力粉8.3g，中力粉9.0g，強力粉11.8gとなっている．したがって，小麦粉のアミノ酸スコアの違いは，たんぱく質含量とリシンの負相関によるものである．品種，また，窒素施肥などによりたんぱく質含量を増加させた場合の負相関は，全たんぱく質中のプロラミンが増加することを示している．

雑穀のたんぱく質の評価については，昨今，「バランスの取れたアミノ酸組成」と書かれたものもみられるが，雑穀はアミノ酸組成からみると，リシン含量が不足した穀類といえよう．そのため，外国では雑穀，とくに飼料として重要なトウモロコシについて，リシン含量を高める育種が行われている（⇒Ⅵ-5-5）．

食品としての雑穀のリシンについては，現在，日本では食品総摂取量に対し雑穀からの摂取量は少なく，「国民健康・栄養調査報告」からも推定できるように，リシンの不足は，リシンの多い動物性食品・大豆食品などからの摂取で十分補充されている．したがって，雑穀のリシン不足を問題とする必要はない．

Ⅲ-4　雑穀と食事摂取基準値・摂取量

現在の食事摂取において，雑穀摂取による栄養効果を知るには，「食事摂取の成分基準量」と実際に摂取している「成分総量」から，「栄養成分摂取量の現状」を把握しておくことが必要となる．

▶食事摂取基準値・摂取量の現状

日本では厚生労働省より「日本人の食事摂取基準」と「国民健康・栄養調査報告」が出されている．

両報告による［A］摂取基準量（推奨量・目標量・目安量）と［B］摂取量から，現在の食生活における栄養成分の［C］充足率（30～39歳）を算出してみた（表Ⅲ-4-①）．

III. 雑穀と栄養成分

表III-4-①　食事摂取基準値と摂取量　　　　　　　　　　　　　　（1人1日当たり）

			[A] 摂取基準 (30〜49歳)		[B] 摂取量 (30〜39歳)		[C] 充足率 (%)	
			男性	女性	男性	女性	男性	女性
エネルギー	kcal	必要量	2,650	2,000	2,122	1,651	80	83
一般成分								
たんぱく質	g	推奨量	60	50	73.8	58.9	123	118
脂質	g	目標量*	60	45	63.9	53.6	107	119
炭水化物	g	目標量*	330	250	286.6	221.5	87	86
食物繊維（総量）	g	目標量	20 以上	18 以上	12.7	12.3	64	68
無機質								
カリウム	mg	目安量	2,500	2,000	2,079	1,834	83	92
カルシウム	mg	推奨量	650	650	464	407	71	63
マグネシウム	mg	推奨量	357	290	231	199	65	69
リン	mg	目安量	1,000	800	996.8	819.3	100	102
鉄	mg	推奨量	7.5	月経・無 6.5 / 月経・有 10.5	7.2	6.3	96	月経・無 97 / 月経・有 60
亜鉛	mg	推奨量	10	8	8.75	6.94	88	87
銅	mg	推奨量	1.0	0.8	1.2	1.0	120	125
ビタミン								
ビタミン B_1	mg	推奨量	1.4	1.1	0.93	0.72	66	65
ビタミン B_2	mg	推奨量	1.6	1.2	1.12	0.93	70	78
ナイアシン	mg	推奨量	15	12	15.4	12.2	103	102
ビタミン B_6	mg	推奨量	1.4	1.2	1.08	0.90	77	75
葉酸	μg	推奨量	240	240	253	232	105	97
パントテン酸	mg	目安量	5	4	5.48	4.60	110	115

[A]：「日本人の食事摂取基準（2015年版）」　[B]：「平成26年国民健康・栄養調査報告」　＊エネルギー比率（範囲最低値）より換算　[C]：([B]/[A])×100

　充足率をみると，「一般成分」では炭水化物がやや低いが，たんぱく質，脂質は100％を上回り，「食物繊維」は目標量に達していない．「無機質」ではカルシウムとマグネシウムが70％前後と低いのが目立ち，「ビタミン」は B_1 が約65％と低い．

　したがって，食生活における栄養成分からみた雑穀の主な役割は，これら充

足率の低い成分に対する補足ともいえよう．

▶雑穀混合米の効果

　一般的な雑穀米の混合割合を「精白米2合（300 g）＋雑穀30 g」から，混合米100 g当たりの成分値を表Ⅲ-1-①より算出し，コメの摂取量を1人1日当たり300 gとした場合，精白米を混合米に替えた場合の「成分増加量」を玄米とともに表Ⅲ-4-②に示した．

　したがって，この増加量を表Ⅲ-4-①の「[B] 摂取量」に加えたものが，混合米を摂取した場合の1人1日当たりの各成分の摂取量となる．

　「成分増加量」（表Ⅲ-4-②）をみると，ハトムギはほとんどの成分値がマイ

表Ⅲ-4-② 精白米を雑穀混合米*にした場合の成分増加量　　　　　　　　　（300 g中）

	単位	アワ	ヒエ	キビ	モロコシ	ハトムギ	玄米**
エネルギー	kcal	2	2	1	2	1	−1.5
一般成分							
たんぱく質	g	1.4	0.9	1.4	0.9	2.0	2.1
脂質		1.0	0.7	0.7	0.5	0.1	5.4
炭水化物		−2.2	−1.2	−1.8	−1.0	−1.5	−9.9
食物繊維（総量）	g	0.8	1.0	0.3	1.1	0.0	7.5
無機質							
カリウム	mg	58	41	30	87	−1	423
カルシウム		2	1	1	2	0	12
マグネシウム		24	10	17	24	−3	261
リン		50	50	18	53	−20	585
鉄		1.1	0.2	0.4	0.4	−0.1	3.9
亜鉛		0.3	0.2	0.4	0.0	−0.3	1.2
銅		0.07	0.02	0.04	0.06	−0.02	0.15
ビタミン							
ビタミン B_1	g	0.13	0.05	0.07	0.01	−0.02	1.00
ビタミン B_2		0.01	0	0.02	0.01	0.01	0.06
ナイアシン		0.5	−0.2	0.7	0.5	−0.2	15.3
ビタミン B_6		0.02	0.01	0.02	0.03	−0.01	0.99
葉酸	μg	5	1	0	5	1	45
パントテン酸	g	0.32	0.23	0.08	0	−0.14	2.13

*混合割合：精白米300 g（2合）＋雑穀（精白粒）30 g　　**玄米のみ（300 g）

ナスとなり，コメより成分値が低くなるが，他の雑穀ではほとんどの成分値がプラスになっている．

表Ⅲ-4-①の［C］充足率の低い成分について，表Ⅲ-4-②より混合米摂取による補足効果をみると，食物繊維では，目標量（男性：20 g 以上，女性：18 g 以上），摂取量（男性：12.7 g，女性：12.3 g）に対し，ハトムギの 0.0 g をのぞき，0.3～1.1 g の摂取量増加となる．

無機質では，問題とされるカルシウムは，推奨量（男性・女性：650 mg），摂取量（男性：467 mg・女性：407 mg）に対し，ハトムギの 0 g をのぞき，1～2 mg の増加量に過ぎない．また，マグネシウムでは，推奨量（男性：357 mg，女性：290 mg），摂取量（男性：231 mg，女性：199 mg）に対し，ハトムギの -3 mg をのぞき，10～24 mg の摂取量増加となる．

ビタミンでは，もっとも不足しているビタミン B_1 の推奨量（男性：1.4 mg，女性：1.1 mg），摂取量（男性：0.93 mg，女性：0.72 mg）に対し，アワの 0.13 mg をのぞき，-0.02～0.07 mg の摂取量増加となる．

以上の結果よりみると，雑穀の混合米は栄養不足成分に対しての補足効果はあるが，その量的効果はあまり期待できないものと思われる．

参考に示した精白米をすべて玄米に替えた場合（玄米食），その摂取量増加からみると，カルシウムをのぞき，いずれの不足成分への補足効果があるものと考えられる（この場合，玄米成分の消化吸収率は考慮にいれない）．

これら雑穀混合米の栄養成分に対する補足効果が少ない要因は，雑穀として精白粒を用い，精白米に少量混合して利用することによるものである．雑穀はたんぱく質の質的評価を除いて，栄養成分に対する量的評価は劣ったものではない．雑穀混合米の評価に問題があるとすれば，現在の健康志向と嗜好食品を兼ねた食べ方によるものといえよう．雑穀は高価でもあり，現在，日常の食生活の中では，「少し健康志向的な嗜好米飯」として，色・食感などを楽しむほうが好ましいのではないかと思われる．

Ⅳ. 雑穀の利用

　雑穀はイネの栽培ができない地域・地帯で栽培される穀類であり，それらの生産地では，主として主食に使用されてきた．そのため，長い間を経て，主食としての種々の調理法が全国にみられている．一方，雑穀を利用した主食以外の加工食品は少ない．

Ⅳ-1　雑穀の調理法　　　ポートレートⅡ　　■ 37, 52, 53

　雑穀の調理法については，例として，関東山地中部地域で伝承されてきた方法を示した（表Ⅳ-①）．

表Ⅳ-①　関東山地中部地域の穀物調理とその材料

材料名＼調理名		粒食				中間		粉食	
		めし	かゆ	おこわ	もち	だんご	おねり	うどん	まんじゅう
アワ	W			□	□				
	N	□	□						
キビ	W			□	□				
ヒエ	N	□	□		□		□		□
モロコシ	W				□				
シコクビエ	N								□
トウモロコシ	N				□	□			
コメ（水稲）	W			□	□				
	N	□	□			□			
オオムギ	N	□							
コムギ	N				□	□		□	□

W：モチ種　N：ウルチ種（木俣，1988をもとに作成）

Ⅳ. 雑穀の利用

これらは，現在でも利用できる調理法でもある．なお雑穀のほか，コメ，オオムギ，コムギを示した．

(1) めし・かゆ

めし・かゆともにウルチ性の穀粒を煮る調理である．

● め　し：主にアワとヒエが，また，地域によってはキビやモロコシも使われる．

現在でも，アワ，ヒエなどを精白米に混ぜたアワ飯，ヒエ飯などが調理されている．コメとの混合割合は，コメ100に対し雑穀は10〜20程度であるが，雑穀を主食としていた地域では，その年の稔りの出来によって，雑穀100，雑穀70にコメ30，雑穀とコメ各50などと雑穀主体の調理であり，大変不味い飯であった．とくに，ヒエは不味く，これを示した諺もある（⇒Ⅵ-2-6）．

現在の雑穀飯は，食味をよくするため，アワではモチ種が使われているが，モチ性の穀類はコメに対する混合割合が高くなると，粘って飯に炊けなくなる．そのため，モチ性の雑穀は，蒸して「おこわ」として食し，さらに「もち」に加工された．

「めし」の写真として，健康志向のヒエ飯と古くからのヒエ飯を示した（■ 52,53）．ヒエとコメの混合割合は，前者はヒエ：70（精白粒：黒蒸し法）・コメ（精白粒）：30，後者は，ヒエ：20（精白粒：白干し法）・コメ（精白粒）：100である（黒蒸し法・白干し法⇒Ⅵ-2-3）．

● か　ゆ：主にアワとヒエが使われる．ヒエのかゆは，岩手では「ひえけえ」とよばれ，白干し法（⇒Ⅵ-2-3）による精白粒が用いられていた．■ 37の写真は，30年程前，中国のホテルで朝食にだされた「アワがゆ」（中国名：小米粥）である（小米⇒Ⅵ-1-1）．

(2) も　ち

一般にもちは，モチ性の穀粒を蒸してから杵で搗いてつくられるが，ウルチ性の雑穀を用いたもちもある．ヒエ，シコクビエ，トウモロコシ，また，コムギの穀粉を練って蒸すか，茹でたのち，杵で搗く方法である．

現在，アワ餅，キビ餅，モロコシ餅（キビ餅ともよばれる）など，モチゴメに混ぜて製造される切り餅がみられる（⇒Ⅵ-3-2）．また，和菓子として「粟餅」がある（⇒Ⅵ-1-6）．

(3) だんご・おねり

ウルチ性の穀粉が使われ,「だんご」は練ったのち,蒸すか茹で,「おねり」は熱湯で練るか煮る調理である.現在,「だんご」では,和菓子として「キビ団子」が有名である(⇒Ⅵ-3-1).

(4) まんじゅう

ウルチ性の穀粉が使われ,練った生地で具を包み,蒸す調理で,一般にはコムギ粉が使われるが,雑穀ではヒエ,シコクビエ,トウモロコシの穀粉も使用される.

(5) しとぎ

表Ⅳ-①の調理名には示されていないが,穀物の調理法に「しとぎ(粢)」がある.「しとぎ」は,穀粉を練って円形にし,焼いたものである.

東北北部には,ヒエの粉を用いた「ひえしとぎ」があり,常食でもあるが,コメの「しとぎ」に代えて神への供物でもあった.粉の原料には白干し法(⇒Ⅵ-2-3)による精白粒が使われる.耳たぶより少し固めに練った直径約7～9cm,厚さ約1cmの楕円形の「しとぎ」で,炭火であぶり表面を乾燥させ,いろり灰の中に入れ,焼いて食する.

Ⅳ-2 加工製品

日本の雑穀は,コメ栽培のできない地帯の主食としての役割が大きかったこともあり,雑穀を原料とした酒類などを含め,二次加工品は少ない.

現在では,和菓子としてモチ性と色を利用した菓子に使われ,アワでは粟飴・粟餅・粟羊羹など(⇒Ⅵ-1-6),キビやモロコシではキビ団子など(⇒Ⅵ-3-1)がみられる.また,洋菓子としては,第二次世界大戦後,トウモロコシを用いた種々のスナック菓子がみられるようになった(⇒Ⅵ-5-11).

一方,古くより,アワはその黄色と小粒性を利用した粟麩,また,魚類の酢漬として日本料理に使われている(⇒Ⅵ-1-7).

世界における雑穀を利用した加工食品については,その国の主要な雑穀を使った酒類がみられる.中国のモロコシ(コウリャン)を原料とした蒸留酒である茅台(まおたい)酒(⇒Ⅵ-4-3),米国のトウモロコシを主原料とした蒸留酒であるバーボンウイスキー(⇒Ⅵ-5-10)などが有名である.

Ⅳ．雑穀の利用

　なお，沖縄に泡盛があるが，原料はアワではなく，コメ（インド型：50の砕米）を原料とした蒸留酒である．

V．雑穀と本草

 ヒトが，食物を摂取する意義については，近代栄養学から捉える視点と中国を起源とした約2000年の経験・実績から積み重ねられてきた本草学（ほんぞうがく）による食物本草から捉える視点とがある．

V-1　食物と本草

 中国には古くより，「食医同源」，「食薬同源」という言葉があり（「医食同源」は近年の日本造語），食物本草では食物も薬とし，食物を一般に摂取するときは食材，病気を治療する場合は薬となるという思想である．

▶五気・五味・帰経

 本草では食物の性質を五行説に従って，五気（ごき）・五味（ごみ）・帰経（きけい）で表わす．
 五行説とは，自然界のすべてのものは「木（もく）・火（か）・土（ど）・金（ごん）・水（すい）」の要素に分けられ，それぞれが互いに助け合い（相生），抑制し合い（相剋）存在しているという考え方である．

(1) 五　気
 五性（ごせい）ともよばれ，食物を摂取した際，体を温めたり，冷やしたりする食物の性質で，これを五種（熱・温・平・涼・寒）に分類したものである．

(2) 五　味
 食物の味について，舌に感じる味だけではなく，味のもつ機能を五種（酸・甘・辛・苦・鹹）に分類したものである．
 五味のほかに「渋味」，「淡味」があり，「渋味」は酸味と考えられ，「淡味」は味のないもので，「淡味」を分類に入れた場合は，六味という．

V. 雑穀と本草

表V-①　五気の区別と作用

五　気	熱　性	温　性	平　性	涼　性	寒　性
作　用	身体を温め，興奮する作用を持つ．	身体を温め，興奮する作用を持つ．熱性より弱い．	温めも，冷やしもしない性質．	身体を冷やし，鎮静・消炎する作用を持つ．寒性より弱い．	身体を冷やし，鎮静・消炎する作用を持つ．

表V-②　五味の区別・作用と五臓・五腑の関係

五　味	酸	苦	甘	辛	鹹
作　用	収斂（引き締める．）・固渋（固め出し渋らせる．）例：筋肉，多汗，下痢など．	燥湿堅化（余分な水分を除き，堅くする．）例：便通，むくみ・清熱鎮静（精神安定と熱をとり炎症を鎮める．）	弛緩（筋緊張や精神緊張を緩める．）・滋養強壮．	発散発汗（体表の気を発散し，発汗させる．）	軟化散結（堅いものを和らげ，散らす．）例：腫れ物，シコリ，便通など．
五　臓	肝	心	脾	肺	腎
五　腑*	胆	小　腸	胃	大　腸	膀　胱

*六腑は五腑に三焦（さんしょう）が加わる．三焦は器官ではなく，総合的な機能をもつ3部位（上三焦・中三焦・下三焦）とその機能をいう．上三焦：舌から胃上口（噴門部）まで．中三焦：胃上口から胃下口（幽門部・へそ）まで．下三焦：胃下口から二陰（陰部）まで．

(3) 帰　経

食材が体のどの五臓・五腑に作用するかを示したものである

「五気」については，「五気」の区別と作用を**表V-①**に，「五味」については，その区別・作用と五臓・五腑との関係を**表V-②**に示した．

▶穀物と本草

本草においての穀物は，「主食として五臓を養う食物」と捉えている．古くから伝えられている雑穀を含む穀物の「五気」・「五味」・「帰経」と「効能」を以下に示した．

なお，五気・五味・帰経の作用については，同一食材であっても，文献により記載が異なるものがみられる．そのため，現在，これらの作用は，完全に統一されたものではない．

本草書では「五気」・「五味」のほか，毒の有無について記したものがあり，穀類はすべて無毒としている．穀類の毒については，江戸時代の本草書「本朝食鑑」の「稲」のなかでは，「一切の薬物は本性毒をもっているもので，そのうえで病に能く克つ．惟，米は些かの毒気もなく，病気のときは薬となり，健康な時にも薬となる．」と記されている．

(1) コ　メ（米）

●コメ（粳米）

〔五気/五味〕平/甘，〔帰　経〕脾・胃・肝・腎，〔効　能〕気を益し，食物の消化を助ける．

●モチゴメ（糯米）

〔五気/五味〕温/甘，〔帰　経〕脾・胃・肺，〔効　能〕気を益し，脾・胃を温め，自汗を収める．

(2) コムギ（小麦）

〔五気/五味〕涼/甘，〔帰　経〕心・脾・胃，〔効　能〕心気を養い，汗を収め，口の渇を止める．

(3) オオムギ（大麦）

〔五気/五味〕涼/甘，〔帰　経〕脾・胃，〔効　能〕気を益し，食物の消化を助ける．

(4) ア　ワ（粟）

〔五気/五味〕涼/甘，〔帰　経〕腎・脾・胃，〔効　能〕胃腸によく，もちアワは不眠にもよい．

(5) ヒ　エ（稗）

〔五気/五味〕微寒/甘淡，〔帰　経〕脾・胃，〔効　能〕気を益し，胃腸によい．

(6) キ　ビ（黍）

〔五気/五味〕平/甘，〔帰　経〕脾・肺，〔効　能〕気を益し，胃腸によい．

(7) モロコシ（蜀黍）

〔五気/五味〕平/甘，〔帰　経〕脾・胃・大腸，〔効　能〕脾・胃を温め，胃腸

を固め、嘔吐、下痢を止める。

(8) トウモロコシ（玉蜀黍）

〔五気/五味〕平/甘、〔帰　経〕胃・脾、〔効　能〕気を益し、胃の働きによく、利尿作用がある。トウモロコシでは、「なんばの毛」とよばれる雌穂の小花から伸びた絹糸は利尿、利胆などの生薬に使われる（⇒Ⅵ-5-9）。

(9) ハトムギ（薏苡）

〔五気/五味〕涼/甘淡、〔帰　経〕肺・脾・腎、〔効　能〕胃腸によく、むくみを収め、下痢を止める。なお、ハトムギは食材であるが、生薬でもある。日常、多量の摂取は避けることが必要である（⇒Ⅵ-6-2）。

Ⅴ-2　医（薬）食同源─治未病（みびょうち）への雑穀の役割

Ⅴ-2-1　医（薬）食同源と「食育」

　医（薬）食同源とは、広辞苑によると「薬食同源」ともいい、「病気を治すのも食事をするのも生命を養い健康を保つためでその本質は同じだと言う事」である。また、大辞林では「病気の治療も普段の食事も、ともに人間の生命を養い健康を維持するためのもので、その源は同じであるとする考え方、中国で古くから言われる」とされている。食事は、健康の維持や病気の予防、または治療にも欠かせないものであることに注目したい。

　これに対する現代バージョンが、内閣府により次のように示されている。「子どもたちをはじめ、すべての国民が心身の健康を確保し、生涯にわたって生き生きと暮らすことができるようにするためには、何よりも「食」が重要である。ところが近年、国民の食生活をめぐる環境が大きく変化し、その影響が顕在化している。例えば、栄養の偏り、不規則な食事、肥満や生活習慣病の増加、食の海外への依存、伝統的な食文化の危機、食の安全等、様々な問題が生じている。」

　このような問題を解決するキーワードが「食育」である。

V-2-2 治未病と東洋医学的健康観

　肥満や生活習慣病などの予防や改善について，中国では古くから「治未病」としてとらえられている．厚生白書（平成9年版）によると，「未病」とは字句のままでは単に「未だ病まない」ことであるが，その背景には西洋医学の二元的健康観とは異なる東洋医学の一元的健康観がある．すなわち，健康と疾病の状態を二律背反ととらえる（疾病でなければ健康，健康でなければ疾病）のではなく，健康の程度には高い状態から低い状態まであって，それが低下すると疾病の状態に至るという連続的な見方をするものである．

　「予防」と「未病を治す」の違いについて，「予防」は，個別具体的な疾患の発症を防ぐことであり，「未病を治す」とは，特定の病気を予防するのではなく，心身全体をより健康な状態に近づけることである点が大きな違いである．

　「未病」という言葉自体は，次の通り，最も古い中国医学の古典『黄帝内経・素問四気調神大論篇』に見られる．

　「是故聖人不治已病，治未病‥‥．夫病已成而後藥之，‥‥譬猶渇而穿井，闘而鑄錐，不亦晩乎」．現代語に解釈すると，「理想的な健康や病気の予防など，医療が目指すのは，病気を治すよりも病気にならない健康作りこそなにより大切である．病気となり薬物を施すのでは手遅れである．例えると，口が渇いてから井戸（水源）を掘り始め，戦争になってから錐（兵器）を作り始めるようなものである．

V-2-3 食育と雑穀の役割

　約2500年前にすでに食育は健康や病気の予防，治療の基本であり，かつきわめて重要であると唱えられている．

　コメを主食とすることに対して，雑穀には，アワ，キビを始め，モロコシ，ハトムギも含まれ，大豆，小豆，インゲン豆の豆類，ソバ等の擬似穀類，ナタネ，ゴマ，ヒマワリ等の油糧作物ほかをも含むとするものまであり，その定義は曖昧である．中国では新石器時代，原始社会の食生活において，コメよりもむしろ雑穀が食の重要部分を占めていた．日本でもかつて地域によっては重要な主食穀物でもあったが，昭和になり，コメが増産されるとともに消費と栽培

V. 雑穀と本草

が廃れた．現代の日本では，家畜，家禽，ペットの餌など，飼料用としての利用が多い．しかし，最近になり優れた栄養価をもつといわれ，また食物繊維も豊富なことから健康食品として見直されつつあり，治未病への雑穀の役割に改めて脚光が浴びせられている．

V-2-4　五穀・五果・五畜・五菜と五行色体表

　中国医学では，医食同源や治未病のために，五臓と五穀などとその性質を**表V-2-4-①**に示すように五行色体表としてまとめている．

　約2千年前に編纂された《黄帝内経・素問》には「五穀を主食にし，五果（5つ果物）を副食にし，五畜（5つ動物）を適切に補助し，五菜（5つ野菜）を加え，食味と栄養のバラスをよく吟味して，食事を作り，栄養素を供給する．」とある．

　これは古代中国における食物の多様性を示している．五穀を主食とするとあるが，穀類の中でも雑穀に注目したい．

　中国では生活している地域により季節の移り変わりや気候は大きく違い，また，健康や治未病に対して五穀の中での主食も異なっている．

表V-2-4-①　五行色体表

五方	東	南	中央	西	北
五季	春	夏	長夏	秋	冬
五気	風	暑(熱)	湿	燥	寒
五能	生	長	化	収	蔵
五臓	肝	心	脾	肺	腎
五色	青	赤	黄	白	黒
五味	酸	苦	甘	辛	鹹
五穀*	麦	黍	稷	稲	豆
五畜	鶏	羊	牛	馬	豚
五菜	韮	薤	葵	葱	藿
五果	李	杏	棗	桃	栗

＊中国古代では，五穀について，諸説があった．
1. 『周礼・天官・疾医』：麻・黍・稷[1]・麦・菽[2]
[1] 稷には，アワ，キビ（ウルチ），高粱（コーリャン）などの諸説．
[2] 菽は，大豆等の豆類の総称．
2. 『孟子・滕文公上』：稲・黍・稷・麦・菽．
3. 『黄帝内経・素問・蔵気法時論』：粳米・小豆・麦・大豆・黄黍．
4. 『楚辞・大招』：稲・稷・麦・豆・麻（ポートレートⅡ■50）

V-3　雑穀の治未病への応用とレシピの実際

本書では，雑穀の中から，アワ，モロコシ，トウモロコシ，ハトムギ，オオムギ，コムギ，ソバ（蕎麦），モチゴメ（糯米）について，食材の性質・効能などを示し，実際のレシピを取り上げる．

V-3-1　アワ（粟）

アワは，中国古代では，「稷」という．「社稷」，つまり，アワは「百穀の王」と敬っている．「小米」ともいう（⇒Ⅵ-1-1）．黄河流域に起源して，悠久な栽培の歴史をもち，品種が多い．「モチアワ」と「ウルチアワ」の二つに分類する．

ここでは「ウルチアワ」と治未病について述べる．

《本草綱目》では，アワの治未病を集大成し，「胃気（胃腸）を養い，脾胃の熱を取り除き，消渇（糖尿病などの消化器系疾患及び症状），下痢止め，腹痛，鼻出血を改善する」として，粥をすすめている．

① 胃腸に吸収されやすい，疲労回復，体力増進及び栄養バランスに適している．中国の民間では，小児，妊娠・出産後の女性への栄養補充，体力回復，及び老人，慢性疾患患者の食事療法によく用いられ，「代参湯（朝鮮人参の代用をすることができる）」として常用されている．

② 補腎の効果：中医学では，「腎」には，ヒトの生殖，発育，成長及び加齢など，健康に関わるさまざまな働きがあり，生命エネルギーの源である「精」を蓄えているとしている．腎がしっかりして精が十分にある人は，若々しく身体も元気である．老化による不快な症状も現れにくく，更年期や加齢の後も穏やかに過ごすことができる．逆に腎が弱く精が不足していると，更年期障害や加齢に伴う骨粗鬆症や腰痛，認知障害，健忘症，めまい，脱毛，白髪症状，不妊，冷え，免疫力の低下など，さまざまな不調が起こりやすくなる．

アワは，この腎にある「精」を滋養している．

③ 養心安神：精神不安や不眠，焦燥感，煩躁，動悸などの症状は，中医学では「心」に属している．アワ粥は，胃腸機能を改善すると共に精神不安や不眠をサポートしている．

④　美容養顔：アワには美容の効果がある．中国の西北地域は，雨が少なく，干ばつがみられるが，「女性の皮膚がきれい，美女が多い」と定評である．アワを主食としているのが一因ではないかといわれている．

【アワ粥レシピ】

1. 疲労の回復

    アワ200 g，黄耆（オウギ）[1] 3 g．

2. 熱中症予防，精力改善，健康増進

    アワ200 g，緑豆80 g．

3. 不眠症の改善

    アワ200 g，棗（ナツメ）[2] 5コ，酸棗仁（サンソウニン）[3] 3 g．

4. 産後の栄養補充，体力回復

    アワ200 g，棗（ナツメ）[2] 5コ，当帰（トウキ）[4] 3 g

5. 風邪の食事療法

    風邪になりやすい，汗をかきやすい体質の方，また風邪に桂枝湯を用いる．食事療法として，アワ200 gをお粥にして，併用する．

6. 冷え性の改善

    アワ200 g，生姜（千切り）10 g．

---

[1] マメ科のキバナオウギ，ナイモウオウギなどの乾燥根．[2] クロウメモドキ科のナツメの乾燥果実．[3] クロウメモドキ科のサネブトナツメの乾燥種子．[4] セリ科のカラトウキの乾燥根．

V-3-2　モロコシ（蜀黍）

モロコシは，中国では「高粱（コウリャン）」ともいう（⇒Ⅵ-4-2）．モチ性のモロコシは，貴州茅台酒（⇒Ⅵ-4-3）などの中国銘酒の原料となるが，ウルチ性のモロコシは，中国東北地域において，主食として用いられている．

モロコシ粥は，治未病のために利用する場合，ネギ，塩及び羊肉を加味する．健脾益気し，胃腸の消化を助け，下痢止め，安神安心（不眠多夢の改善）の効果がある．

【モロコシ粥レシピ】

1. モロコシ 50 g, 棗（ナツメ）[2] 10 コ. 棗の核を取り除き, やや黄色になるまで炒め, モロコシをいれ, 粉末にまで研磨する. 消化促進, 下痢止めの効果があり, 特に小児消化不良, 大便稀薄に用いる.
2. モロコシ 150 g, ネギ, 塩及び羊肉スープを加味する. 汗をかきやすい方, 胃痛, 食後の腹脹に用いる.

---

[2] 前出.

V-3-3 トウモロコシ（玉蜀黍）

　中国では「玉米」ともいう. 中国東北地域では, かつて主食として用いられていた.

　トウモロコシは, 健康増進, 病気予防に大いに期待しうる食材である. 健脾胃（胃腸機能の改善）, 利尿の効果があり, 食欲不振, 水湿停滞及び小便不利, あるいは水腫等の症状を改善するのに用いている. また, 現在, 生活習慣病の改善, ガンの予防効果も期待されている.

【トウモロコシレシピ】

1. トウモロコシ 200 g, 黄耆（オウギ）[1] 5 g, 石斛（セッコク）[5] 5 g.
   生活習慣病の予防, 糖尿病の予防.
2. トウモロコシのひげ（雌穂の乾燥絹糸：花柱・柱頭）. 煎じて, お茶の代わりに飲用する（⇒VI-5-9）.
   養陰解熱, 利尿, 降圧, 高脂質体質の改善.
3. トウモロコシ粥
   トウモロコシ 300 g, 粥として飲用する.
   ダイエット, 便秘改善, ガン予防, 心臓病の予防, 加齢の養生食.

---

[1] 前出. [5] ラン科のホンセッコクの乾燥茎.

V. 雑穀と本草

V-3-4　ハトムギ（薏苡）

　ハトムギは，生薬としてよく用いている．栄養に富み，薬効が高い．古代中国では，宮廷膳食にも利用される．《後漢書．馬援伝》によると，東漢大将軍馬援は，湿熱，伝染病が流行っている南方山林での戦闘では，ハトムギを食べて，健康・体力維持，伝染病の予防に役立てている．

　中医学では，ハトムギは性質が涼，味が甘淡，脾，胃，肺経に入る．利水去湿，健脾胃，清肺熱，下痢止め等の作用をもつ．李時珍《本草綱目》によると「ハトムギは食欲増進，冷え改善，健脾益胃，補肺，清熱，去湿利尿，筋骨強壮」に効果がある．現在では，老人の養生食や女性の美容食にも利用されている（⇒Ⅵ-6-2）．

【ハトムギレシピ】

1. 薏苡仁湯（ヨクイニントウ）
   配合：薏苡仁（ヨクイニン：ハトムギの種子），麻黄（マオウ）[6]，桂皮（ケイヒ）[7]，蒼朮（ソウジュツ）[8]，当帰（トウキ）[4]，芍薬（シャクヤク）[9]，甘草（カンゾウ）[10]．
   四肢の関節に溜まった水分を取り去り，熱を発散させる作用があるため，腫れや痛みに効果がある．慢性化した関節リウマチによく用いられる．関節痛，筋肉痛，関節リウマチ，結核性関節炎にも使用される．
2. 薏苡仁熱中症予防茶
   薏苡仁，緑豆各100g．洗浄し，約3倍の水を入れ4時間以上置く．
   熱中症の予防
3. 薏苡仁美容茶
   薏苡仁100g，陳皮20g，茯苓（ブクリョウ）[11] 10g．洗浄し，約2倍の水を入れよく煮た後に，冷却する．消炎作用や体の水分バランスを整え，肌あれや，座瘡，及び美白効果がある．

---

[4]前出．[6]マオウ科の主としてシナマオウの乾燥茎．[7]クスノキ科・ニッケイ属の乾燥樹皮．[8]キク科・ホソオケラの乾燥根茎．[9]ボタン科・シャクヤクの乾燥根．[10]マ

メ科・カンゾウの乾燥根・根. [11)] サルノコシカケ科のマツホドの乾燥菌核.

V-3-5　オオムギ（大麦）とコムギ（小麦）

　中国では，主食とする地域がありながら，薬用の歴史が長い.《本草経集注》には，甘，涼で脾や腎に薬効がある．健脾和胃，胃腸機能の調整，利尿，食後腹脹，食滞下痢，小便不利及び鎮静安神に応用する．

【古典応用の事例】

1. 《名医別録》（漢代）：消渇（糖尿病），解熱，益気，健脾に応用される．
2. 《唐本草》：口渇，胃腸機能の調節，腹脹に応用される．
4. 《本草綱目》：胸や胃のつかえ，食欲不振，食後腹脹に応用される．
5. 《飲膳正要》：大麦湯（草果5コ，大麦：玄穀500g）は，冷え性，胃腸の虚寒による腹痛腹冷，腹脹に応用される．
6. 《金匱要略》：甘麦大棗湯（甘草80g，小麦250g，棗10コ）は，女性や子どもにもやさしく，不安症，抑うつ，不眠症，小児の夜泣きやひきつけなどによく用いられる．

【コムギレシピ】

1. コムギ300g，粥として服用する．生活習慣病や糖尿病の予防と改善．
2. 浮小麦[12)] 200g，棗（ナツメ）[2)] 5コ，甘草（カンゾウ）[10)] 50g，焦げるまで炒って粉末にして重湯にして服用する．のぼせやほてりの体質改善，不安症，盗汗（ねあせ），老人や産後の多汗症に応用される．
3. 糯米小麦粥：モチゴメ50g，コムギ（玄穀）50g．適当な水を加え粥にする．後に白糖を入れ，寝る前に服用する．補脾胃，益心腎，安心神．

[2),10)] 前出．[12)] 洗って選り分けた軽く痩せた麦粒．

V-3-6　ソバ（蕎麦）

　ソバも，薬用の歴史が長い．《随息居飲食譜》には，甘，温で脾，胃及び大腸に薬効がある．健脾胃，食欲促進，慢性下痢，発熱及びやけどに応用する．

【古典応用の事例】

1. 《千金・食治》：胃腸機能の改善や慢性下痢に応用される．
2. 《本草綱目》：食後腹脹，慢性下痢に応用される．
3. 《本草備要》：暴飲暴食や二日酔に応用される．
4. 《中国薬植図鑑》：多汗に応用される．

現代でもソバは多くの人に愛食されながら，健康増進，生活習慣病の改善及び病気の予防，慢性疾患の病院食として注目されている．

1. 降圧作用．
2. 高血脂症や高血糖の改善．
3. 鉄欠乏性貧血の改善．

【ソバレシピ】

1. 蕎麦湯：そば粉，熱湯，水，薬味（生姜，ネギ，昆布など）．まずはそば粉を水で溶いてよくかき混ぜておき，湯を加える．
2. 蕎麦茶：ソバ（玄穀）60 g，薬味（甘草[10] 5 g，生姜 3 g）．ソバを弱火で焦げないように乾煎りし，2 l の水にソバ 60 g を入れ好みの濃さになるまで煎り，出来上がったら，冷ます．
3. 蕎麦粥：コメ 150 g，ソバ（穀：果皮を除いたもの）大さじ 3 杯，白だし 500 ml，薬味（または七草）．

---

[10] 前出．

V-3-7　モチゴメ（糯米）

モチゴメは，中国では食養生の歴史が長い．モチゴメは甘味で温，脾，胃や肺に働きかけ，補中益気，健脾養胃，多汗症の改善などの薬効があり，脾胃虚寒による逆流性食道炎，食欲不振，慢性下痢，倦怠感及び病後の食養生に応用される．

モチゴメを食材とする八宝粥は，仏粥ともいう．中国伝統食品の一つで，クルミ，松の実，栗及び枸杞子（クコシ：クコの果実），トウモロコシなどの健康食材を加えて粥にする．八宝粥は，健脾養胃，消滞痩身，疲労回復，益気安

神などの食養生の効果が期待されている．

【モチゴメ養生の事例】
1. モチゴメと棗：貧血，栄養不良を改善する．妊娠時や老人，虚弱の人に応用される．
2. モチゴメとセロリ：モチゴメを粥にした後にセロリを加える．血行の調整，胃腸機能の改善及び利尿に応用される．
3. モチゴメと栗：よく煮て粥にする．健脾養胃，補腎強筋，活血に応用される．
4. モチゴメと枸杞子：水を加え煎じる．めまい，眼精疲労，腰や膝に力が入らない等に応用される．
5. モチゴメと茯苓：モチゴメ粉を微黄色になるまで炒めて茯苓（ブクリョウ）と共に細末まで研磨する．食欲不振，腹脹，不眠，精神疲労に応用される．

【モチゴメレシピ】
1. 糯米粥：モチゴメ200ｇ，鶏肉（ひき肉）．胃腸機能の改善，疲労改善及び慢性の下痢に応用される．
2. 糯米百合粥：モチゴメ200ｇ，百合根50ｇ，蓮子（ハスの種子）30ｇ．精力減退，不眠・不安などの心身症に応用される．
3. 糯米酒：甘酒にモチゴメを加え，日陰に置く．消化吸収しやすく，補気補血，滋養や美容に応用される．

（V-2, 3：特別寄稿　王　暁明）

Ⅵ. 雑穀百話

　雑穀の「ポートレート」として，その等身大の像を描く立位置には，農学では作物・栽培・育種・作物生理など，食品学では栄養・調理・加工など，植物学では有用植物としての分類・形態・生態・植物生理などがある．さらに，考古学・民俗学・歴史学など，芸術では文学・芝居・能・音楽・絵画・彫刻に至るまで，様々な分野がある．それらから雑穀をみたとき，「ポートレート」は相互に絡み合って，思わぬ姿をみせてくれる．

　「ポートレートⅠ」では，食品としての雑穀の姿を知り，また，理解をするため，食品学における「雑穀解説」のように，教科書的に眺めてみた．

　「ポートレートⅡ」では，ヒトとの生活に関わってきた雑穀ついて，食品としての分野にこだわらず，農学から民俗学，芸術，諺・俗信まで，関連した話題を幅広く眺めてみることにした．

― 雑 穀 百 話 ―

ポートレートⅡ　　1. ア　　ワ（粟）

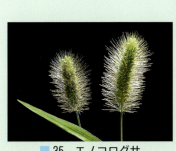
■ 35　エノコログサ

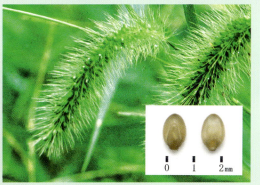
■ 36　エノコログサと種子

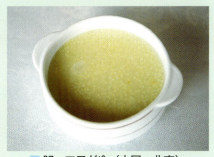
■ 37　アワがゆ（中国・北京）

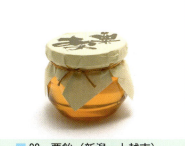
■ 38　粟飴（新潟・上越市）

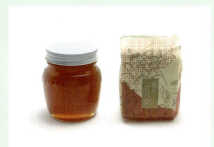
■ 39　粟の古代飴（新潟・上越市）

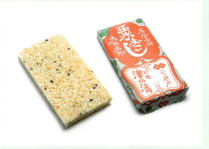
■ 40　粟おこし（大阪）

■ ポートレートⅡ　雑穀百話

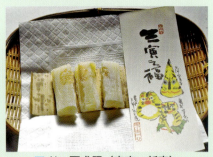

■ 41　粟求肥（東京・新宿）

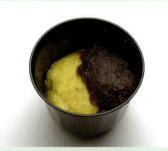

■ 42　粟ぜんざい
　　（もち：キビ餅；東京・浅草）

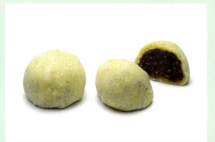

■ 43　粟大福

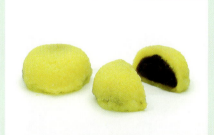

■ 44　粟饅頭（福島・柳津町）

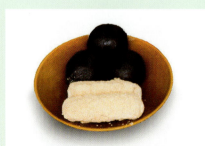

■ 45　粟餅（京都・北野天満宮前）

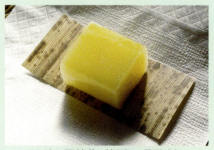

■ 46　粟羊羹（新潟・長岡市）

ポートレートⅡ　1. ア　　ワ（粟）

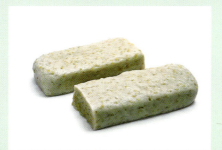

■ 47　粟麩（京都）

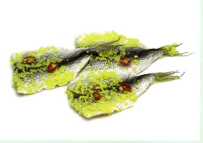

■ 48　コハダの粟漬

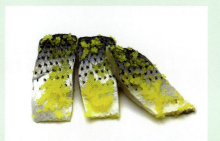

■ 49　コハダの酢漬け
（黄色の小粒：数の子）

ポートレートⅡ　雑穀百話

2. ヒ　エ（稗）

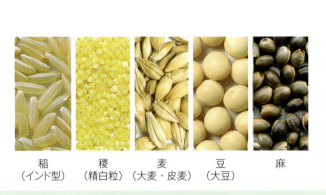

稲（インド型）　稷（精白粒）　麦（大麦・皮麦）　豆（大豆）　麻

■50　五穀（中国：楚辞）

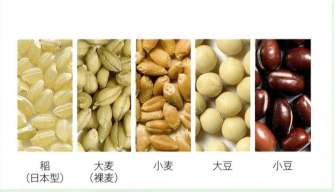

稲（日本型）　大麦（裸麦）　小麦　大豆　小豆

■51　五穀（日本：本朝食鑑）

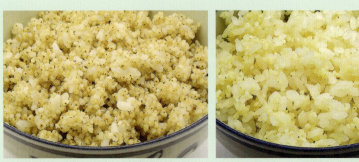

■52　ヒエ飯―ヒエ（黒蒸し法）70・コメ 30

■53　ヒエ飯―コメ 100・ヒエ（白干し法）20

ポートレートⅡ　2. ヒ　　エ（稗）

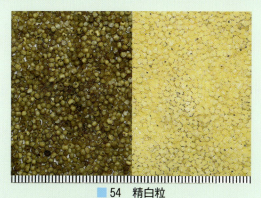
■54　精白粒
（左：黒蒸し法・右：白干し法）

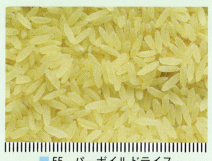
■55　パーボイルドライス

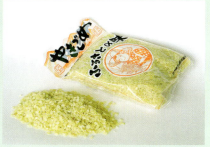
■56　焼き米―モチ種
（広島・三次市）

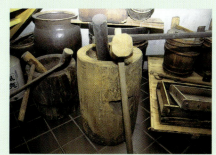
■57　臼と杵（宮崎・高千穂町）

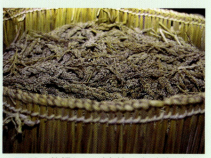
■58　乾燥ヒエ（宮崎・高千穂町）

3. キビ（黍）

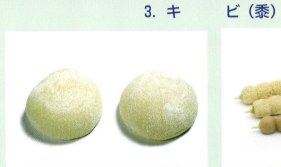

■ 59 キビ団子（岡山）

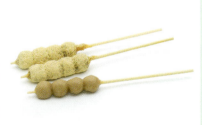

■ 60 キビ団子（東京・浅草）

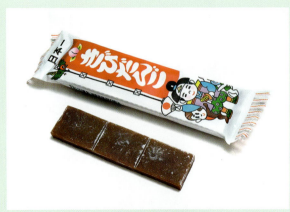

■ 61 キビ団子（駄菓子）

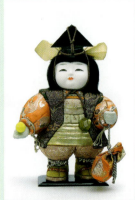

■ 62 桃太郎（五月人形）

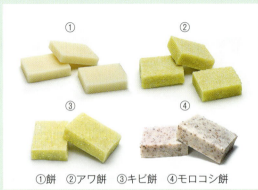

①餅　②アワ餅　③キビ餅　④モロコシ餅
■ 63 切り餅4種

4. モロコシ（蜀黍）

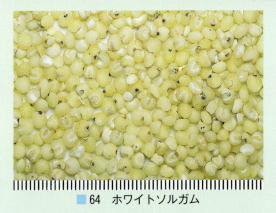
■ 64　ホワイトソルガム

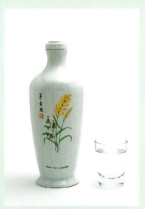
■ 65　茅台酒（台湾産）

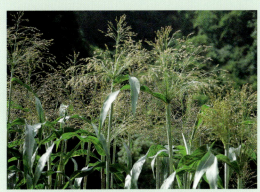
■ 66　ホウキモロコシの穂―畑

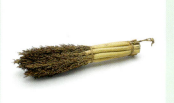
■ 67　コウリャンの箒（中国東北部）

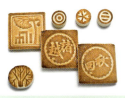
■ 68　秋田諸越
（あずき落雁：秋田・秋田市）

■ 69　豆落雁
（福井・敦賀市）

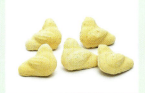
■ 70　小鳩豆楽
（えんどう落雁：神奈川・鎌倉市）

ポートレートⅡ　雑穀百話

5. トウモロコシ（玉蜀黍）

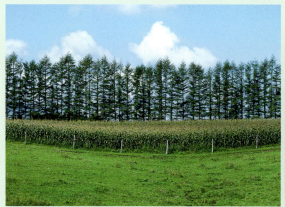
■ 71　デントコーンの畑—北海道

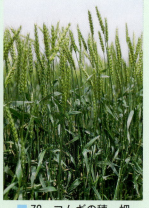
■ 72　コムギの穂—畑

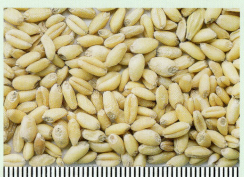
■ 73　コムギ．玄穀粒（1 目盛り 1 mm）

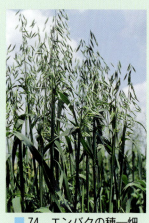
■ 74　エンバクの穂—畑

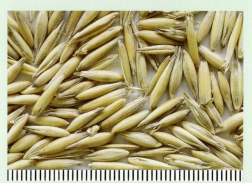
■ 75　エンバク．籾（1 目盛り 1 mm）

ポートレートⅡ　5. トウモロコシ（玉蜀黍）

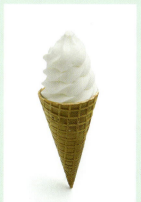

■ 76　アイスクリーム

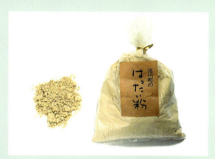

■ 77　はったい粉：トウモロコシ（高知）

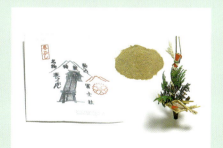

■ 78　麦こがしと麦藁蛇
（東京・駒込・富士神社）

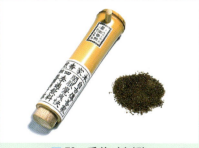

■ 79　香煎（京都）

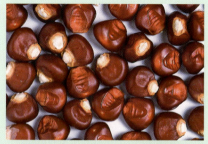

■ 80　赤トウモロコシ（完熟粒）

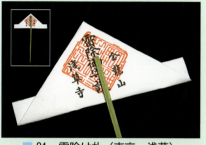

■ 81　雷除け札（東京・浅草）

ポートレートⅡ　雑穀百話

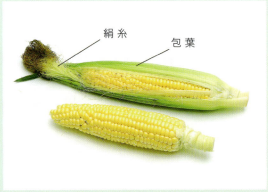
■82　トウモロコシの絹糸（けんし）と包葉

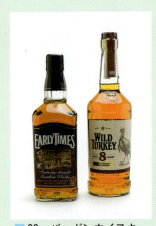
■83　バーボンウイスキー

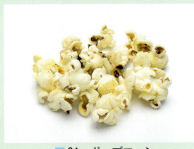
■84　ポップコーン

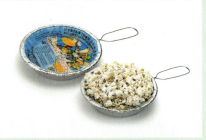
■85　ポップコーン（家庭製菓用）

ポートレートⅡ　6. ハトムギ（薏苡）

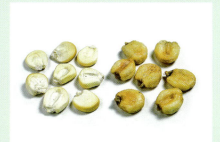

■ 86　ジャイアントコーン
（左：玄穀粒・右：フライ製品）

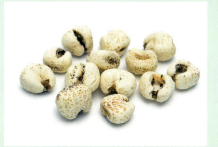

■ 87　膨化トウモロコシ

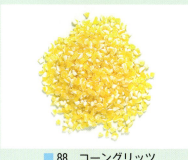

■ 88　コーングリッツ

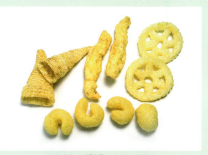

■ 89　膨化スナック

6. ハトムギ（薏苡）

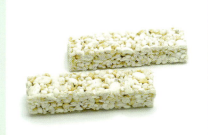

■ 90　薏苡仁糖（熊本・八代市）

ポートレートⅡ　雑穀百話

7. ワイルドライス

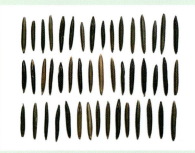

■91　マコモの種子

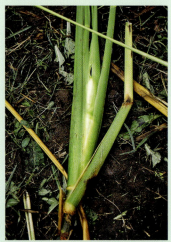

■92　マコモの肥大茎―圃場

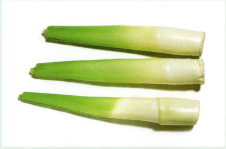

■93　マコモ（マコモタケ）

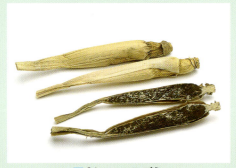

■94　マコモズミ

Ⅵ-1 アワ

ポートレートⅡ　■35〜49

Ⅵ-1-1　粟・谷子・小米

　日本では，アワを漢字で「粟」と書くが，中国では，「粟」はアワのことではなく，「穀類作物」と「穀物の総称」を意味している．さらに，「穀物」については，稃（ふ：籾殻）を除いたものを「米」とよんでいる．

　中国では，アワの名称として，作物とその籾を「谷子」（グーズー）とよび，稃（籾殻）を除いたものを「小米」（シアオミー）とよんでいる（谷は穀と同じ意）．ちょうど日本で，作物を「イネ」，その種子を「コメ」とよぶのと同じである．ただ違うのは，籾も「谷子」とよぶことである（写真Ⅵ-1-1-①）．

　このように，同じ穀類について，作物名と種子名があるのは利用上に便利である．たとえば，英語の rice はイネとコメの意味をもっており，英語でイネ（中国：稲）とコメ（中国：稲米・大米）を区別して表す場合には，rice plant と rice grain となる．

　古く，日本でアワの漢字を「粟」としたのは，古代中国の黄河流域ではアワが広く栽培され，穀物といえばアワであったので，「粟＝穀物」を「粟＝アワ」と誤訳したためと思われる．また，中国で稃（籾殻）を除いた穀物を意味する「米」も，日本ではイネの種子＝「米」に誤訳されて使われている．

　ちなみに，穀類の日本名（カタカナ）と中国名（中国食物成分表による）を次に示してみた．

　①コムギ：小麦，②コメ：稲米，③トウモロコシ：玉米，④オオムギ：大麦，④アワ：小米，⑤キビ：大黄米（黄米・黍子），⑥モロコシ：高粱米，⑦ハトムギ：薏米（薏仁米・苡米）．

　これらの中には，日本名と異なった

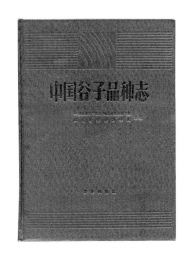

写真Ⅵ-1-1-①　中国のアワ品種解説書

名前が多くみられる．両国には，同じ食品でも漢字が異なったり，同じ漢字でも食品が異なることがあるので注意が必要である．大分以前になるが，中国へ輸出した「穀物水分計」の計測面の穀物名にアワを「粟」と刻し，返品されたという話を聞いたことがある．

Ⅵ-1-2　サバイバル種子

米国陸軍が編集した大自然の中での「生き残り術」という本に，米陸軍省編「米陸軍サバイバル全書」がある．その中には，イネ科の可食植物として，エノコログサ属のアワとその野生種子があげられており，次のような解説がされている．

▶生育地と分布

アワは開けた太陽光のよくあたる場所，道路沿い，野原の縁で探す．沼沢地など湿ったところに生えるエノコログサ属もある．エノコログサ属は合衆国全域，ヨーロッパ，西アジア，熱帯アフリカで見つかる．世界には作物として植えている国もある．

▶可食部

種子は生でも食べられるが，非常に堅く，ときには苦いこともある．煮ると苦味が除去され，食べやすくなる．

なお，日本においては，戦時における食糧確保のため，1930～40年代に，食べられる野草の研究がされた（**写真Ⅵ-1-2-**①）．写真左の旧陸軍による出版本「食べられる野草」（1943年）では，イネ科植物の種子について，エノコログサ，ムラサキエノコロ，キンエノコロ，ジュズダマのほか，マコモ，ササ（⇒Ⅵ-7-1）などが掲載されている．コメと混炊して飯・かゆに，粉にして団子にするなどの調理法が記されている．また，写真右の栄養学者による出版本「野草と榮養」（1944年）では，イネ科植物の種子として，上記の野草のほか，カラスムギ，ノビエ，チカラシバ，チゴザサ，スズダケなどがあげられている．

最近では，イネ科の雑草種子を原始的穀物と仮定し，エノコログサの種子

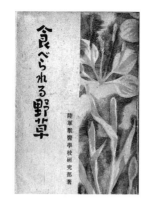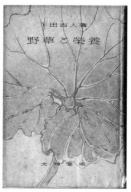

写真Ⅵ-1-2-①　食用野草の本

（■36）より大きいキンエノコロ，アキノエノコログサとエノコログサ属以外を含む7種の種子の調製・調理・栄養を検討した研究がみられる．その結果によると，それらの雑草の種子は工夫をすれば味もよく，十分食料になるという．

これらの記載からみると，野生のエノコログサ属の種子は，サバイバル食糧・救荒食糧として有望な資源と推定される．現在，飽食時代ともいわれ，多くの人たちはサバイバルには関心をもたないと思われるが，将来，第二次世界大戦中や戦後のような食糧難が起こって，再び，不味い野草や野生種子を食べるような時代が到来しないことを祈るのみである．

Ⅵ-1-3　アワの脂肪酸組成回想

毎年11月23日に，宮中・神嘉殿で行われる新嘗祭では，新穀を始めとする神撰が供せられる．新穀は精白米と精白アワであるが，これらは，全国から選ばれた農家によって栽培，献穀されたものである．

1980年代，献穀のためのアワの栽培用種子は，農林水産省東北農業試験場（現，国立研究開発法人農業・食品産業技術総合研究機構 東北農業研究センター）にある保存品種からも提供されていた．その保存品種のなかには，ヨウ素-でん粉反応による検査ではウルチ種かモチ種か判別不能なものがみられ，それらについて，別の方法による鑑定を依頼された．

鑑定を引受けたのは，すでに，コメのウルチ種とモチ種に脂肪酸組成の違いがあることを見出していたので，依頼されたアワの脂肪酸組成についても，ウルチ種とモチ種の違いの有無を確かめたいためでもあった．

　アワの脂肪酸組成の結果では，コメと同様にウルチ種とモチ種に違いがあったが，さらに，脂肪酸組成に2つの異なった型（A型・B型とした）がみられた．

　穀類の分類と脂質含量・脂肪酸組成をまとめたものを表VI-1-3-①に示したが，アワについて，A型とB型の間に，もっとも差の大きいのはステアリン酸で，A型はB型にくらべ4.4倍の値を示し，両型はこの脂肪酸の値によって容易に識別できる．

　さらに，日本のアワのウルチ32品種とモチ10品種について，この両型の割合を調査した結果では，A型はウルチ品種では75%，モチ品種では70%で，日本の品種ではA型が多いことがわかった．

　ところで，アワの祖先野生種はエノコログサ（ネコジャラシとも呼ばれる）（■35）ということが，細胞遺伝学的に証明されている．そこで，日本各地より採取したエノコログサの種子（約30試料）について，脂肪酸組成の型を検討してみたが，すべてB型であった．

　この結果から，B型（エノコログサ型）品種からA型品種（非エノコログサ型）が分化したものと想定すると，日本ではB型品種（エノコログサ型）よりも分化型のA型（非エノコログサ型）品種が多く存在していることになる．

　アワの起源地は，古くより中国北部といわれているが，一方，「中央アジア-アフガニスタン-インド西北部を含む地域」とする阪本の仮説が発表されている．このことは，アワの脂肪酸組織においてB型（エノコログサ型）がアワの祖先型だとすると，栽培起源地に近づくほど，A型（非エノコログサ型）の割合が減少し，B型（エノコログサ型）が増加することが予想される．

　当時，世界のアワについては，京都大学農学部植物生殖質研究施設が蒐集をしていたので，同施設の圃場で栽培した16カ国の約150試料を分与していただき，脂肪酸組成を調査することにした．

　その結果，両型のなかには，普通のアワは高リノール酸であるが，さらに高オレイン酸のものも少数みられた．しかし，両型の地理的分布をみると，①

表Ⅵ-1-3-① 穀類の分類と脂質含量*および脂肪酸組織**

穀 類	脂質	ミリスチン酸	パルミチン酸	パルミトレイン酸	ステアリン酸	オレイン酸	リノール酸	リノレン酸	アラキジン酸	エイコセン酸	ベヘン酸	リグノセリン酸
ファルス亜科												
コメ（日本型）	2.4	0.3	17.3	0.3	2.0	40.0	36.0	1.4	0.7	0.6	0.4	0.8
ワイルドライス	1.0	0.7	24.3	0.8	2.3	30.3	27.8	9.5	1.0	1.1	1.2	1.0
イチゴツナギ亜科												
コムギ	2.2	0.1	18.4	0.2	1.2	18.4	55.8	3.9	0.2	1.3	0.2	0.2
オオムギ	2.6	0.1	22.1	0.1	1.1	16.9	53.5	4.5	0.2	1.2	0.2	0.2
スズメガヤ亜科												
テフ	3.7	0.1	15.3	0.3	4.8	27.2	44.1	5.2	1.2	0.7	0.6	0.6
シコクビエ	3.0	0.1	17.0	0.3	2.0	37.7	39.5	2.0	0.5	0.5	0.2	0.2
キビ亜科												
トウジンビエ	5.8	0.1	16.3	0.5	5.1	30.3	43.3	2.5	1.1	0.3	0.3	0.2
アワ（A型）	4.3	0.0	7.0	0.1	5.3	14.2	67.5	2.7	1.6	0.6	0.8	0.2
（B型）	4.6	0.0	7.6	0.2	1.2	18.8	68.0	2.3	0.6	0.6	0.5	0.2
キビ	3.8	0.0	9.9	0.3	1.5	24.6	60.5	1.3	0.6	0.5	0.4	0.3
ヒエ	5.7	0.0	9.8	0.2	1.4	28.1	58.4	0.9	0.4	0.5	0.2	0.2
コド	4.4	0.1	15.3	0.2	3.2	32.6	45.6	0.9	1.0	0.5	0.4	0.3
モロコシ	4.5	0.0	13.5	0.2	1.9	30.4	51.0	1.6	0.5	0.4	0.3	0.3
ハトムギ	8.7	0.0	12.4	0.3	1.9	49.6	34.1	0.5	0.5	0.4	0.1	0.1
トウモロコシ	4.5	0.0	12.7	0.1	1.8	29.5	53.4	1.2	0.5	0.4	0.1	0.2

*乾物中%、**全脂肪酸に対する重量% (平, 2003 より作成)

Ⅵ. 雑穀百話

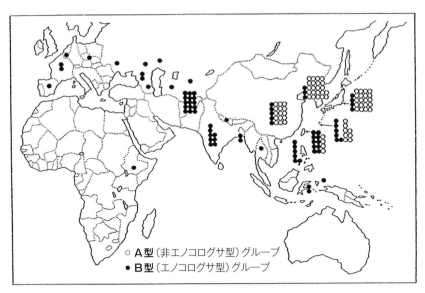

図Ⅵ-1-3-①
アワの脂肪酸組成型における地理的分布（平，1989より）

A型（非エノコログサ型）とB型（エノコログサ型）の両型がみられる中国大陸部，韓国と日本（南西諸島を除く）の地域品種グループ，②B型（エノコログサ型）だけがみられるヨーロッパ-東南アジアの地域品種グループ，③高オレイン酸型もみられ，A型（非エノコログサ型）とB型（エノコログサ型）の両型がみられるフィリピン，台湾，南西諸島の地域品種グループの3グループに大別できた（図Ⅵ-1-3-①）．

阪本の仮説にしたがって，アワの伝播を脂肪酸組成よりみると，中央アジア-アフガニスタン-インド西北部を含む地域に起源したアワはヨーロッパと東南アジアと東アジアに伝わり，一方，中国に入ったB型（エノコログサ型）のアワはA型（非エノコログサ型）に分化し，両型のアワが東アジアの主流となって，朝鮮や日本に伝わったものと推定される．

なお，台湾では東部のアワの多くはB型（エノコログサ型），西部のアワはすべてがA型（非エノコログサ型）であり，東部のアワは南方のフィリピンから，西部のアワは中国大陸の影響を受けているものと考えられる．

このように，形態や生理的特徴では区別できないアワについて，化学成分の

脂肪酸組成には，アワの伝播の情報が潜んでいることが分かった．

この研究は，新嘗祭が動機になって始まっている．毎年，秋も深まり，宮中で行われる新嘗祭行事の記事が新聞などでみられると，アワのことが思い出されてくる．

Ⅵ-1-4　アワの物語

雑穀については，アワに関係した物語があり，中国の「枕中記」，日本の「鉢の木」などがよく知られている．

▶枕中記

「枕中記（ちんちゅうき）」は，中国の唐代（8世紀半ばころ）に，沈既済が書いた伝奇小説である．

若者の蘆生が，河北省南部の趙の都「邯鄲（かんたん）」の旅舎で呂翁という道士（日本でいう仙人）に出会い，身の不平を話したところ，夢が叶うという枕を授けられる．

夢の中では，名家の嫁を娶り，官吏の試験に合格し，時には冤罪で投獄されたりしたこともあったが，首都の長官，宰相になるなど，出世をして栄華を極めた．

夢からさめると，寝る前に火に掛けた黄粱も炊きあがっていない．栄華も短い時間だったことを知り，人生のはかなさを悟るという筋である．

「枕中記」に関わる故事には，「邯鄲の夢」のほか，「邯鄲の枕」，「黄粱の一炊」などの諺がある．黄粱（こうりょう）はアワであるが，「黄粱の一炊」の一炊については，飯，かゆなどの解釈がみられる．

原文では，調理について，「主人蒸黍未熟」と書かれ，穀物はアワではなくキビ（黍），一炊は蒸しとなっている．したがって，この故事は「黍の一蒸」ということになる．この物語の穀物の種類については，長い間に「黍」が「黄粱」になって伝えられたものと思われる．

キビにはモチ種とウルチ種があり，古く中国ではモチ種を「黍」，ウルチ種を「稷（しょく）」として区別している．モチ種は粘りがあり，飯にはならない．したがって，文中の「黍」の調理は当然「蒸し」であり，「おこわ」を調

VI. 雑穀百話

理していたということになる．

「枕中記」については，江戸時代の川柳が残っている．
―粟飯の煮え立つ頃が即位なり
―いい夢を見て粟の飯まずくなり
―平人になった時あわめしが出来
―目が覚めて味気なく喰う粟の飯

この物語については，謡曲「邯鄲」，これをモチーフにした芥川龍之介の「黄粱夢」，黄表紙「金々先生栄花夢」などに影響を与えている．

▶金々先生栄花夢

「金々先生栄花夢（きんきんせんせいえいがのゆめ）」は，戀川春町（1744-89年）が書いた多色刷り黄表紙本（江戸時代中期に出版された黄色表紙の草双紙）で，安永4年（1775年）に出され，謡曲「邯鄲」に材をとった小説である．

田舎の若者・金村屋金兵衛は一旗上げようと江戸に入って目黒不動に参拝し，空腹なので粟餅屋で名物粟餅を注文したが，旅の疲れで，奥座敷で寝入ってしまう（⇒目黒不動の粟餅）．

夢のなかで，神田八丁堀の豪商和泉屋清三から駕籠の迎えがあり，子供のない清三の跡目になる．巨額の富を継いだ金兵衛は，手代にそそのかされ，四谷，吉原，辰巳と遊びにふけり，「金々先生」と持ち上げられ，さんざん散財をし，そのころには身代が傾きかける．そのため，清三から勘当される．

このとき，粟餅屋のおかみさんに「粟餅ができた」と起こされ，目が覚めた金村屋金兵衛は，しょせん人間一生の楽しみも粟餅ができるまでの夢のことかと悟り，すぐさま田舎にかえる，という荒筋で，原本「枕中記」から1000年ほど経った，江戸時代の日本版「枕中記」である．

▶鉢の木

「邯鄲」とともにアワに関わる謡曲である．鎌倉時代，北条時頼が執権を退いて出家し，旅僧となって上野の国佐野で大雪のため道に迷い，佐野源左衛門常世のあばら家に泊めてもらった．常世はアワ飯をすすめ，秘蔵の松・梅・桜

の3鉢の盆栽を焚いてもてなした．後年，時頼が鎌倉に軍勢を集めたとき，常世が痩せ馬で馳せ参じた．そのとき，旅僧の身を明かした時頼は，常世一族が奪われた領地を復活させ，鉢の木（3鉢）の礼に上野国・松井田の三ヵ所の庄を与えるという荒筋である．主人公の佐野源左衛門常世は実在の人物ではないともいわれている．

当時のアワ飯は，現在のようにコメにモチ性アワを少量入れたアワ飯と違って，ウルチ性アワの十割飯も多く，北条時頼は食べ慣れない不味いアワ飯を食べたものと思われる．

「鉢の木」について，江戸時代の川柳がみられる．
―旅僧へぬれ手で粟の飯を強い
―粟飯で大禄をつる源左衛門
―逗留すると時頼ひえを喰い
逗留になればアワ飯が不味いヒエ飯に．

VI-1-5　江戸の粟餅

粟餅といえば，現在でも京都・北野天満宮門前の粟餅が有名であるが（⇒VI-1-6），江戸では江戸三大不動の一つである目黒不動を本尊とする瀧泉寺（りゅうせんじ．現在，青木昆陽の墓がある）の門前町で売られている粟餅と街中でみられる曲搗き粟餅屋が有名であった．

▶目黒不動の粟餅

天保5年（1834年）に出版された「江戸名所図会」巻之三には目黒不動の粟餅について，
「この地は遥かに都下を離るるといえども，詣人常に絶えず，門前五六丁が間，左右貨食（あきなひ）店軒端をつどへて詣人をいこはしむ．粟餅，飴，および餅花（もちばな）の類ひを鬻（ひさ）ぐ家多し．」
と記されている．とくに，粟餅（⇒金々先生栄花夢）と餅花が有名であった．

当時の粟餅は，搗精したモチアワ一升（1500 g）にモチゴメ三合（450 g）ほど入れ，水浸したものを蒸して臼で搗き，小さく切って餡を包むか，きな粉

VI. 雑穀百話

をまぶすといったものであった．

　なお，餅花は赤・白・黄のしん粉餅の団子を花のように細い竹につけたもので，あとで焼いて食べた．

　物見遊山をかねた参拝客のなかには，その帰途，それほど遠くない品川の飯盛女のところに廻る者も多く，それにまつわる川柳が残っている．

――粟餅を食い食い連れをすすめて居

――一夜の栄華粟餅の土産なり

――食わずんばよしと粟餅亭主食い

　朝帰りの土産粟餅．

▶曲搗き粟餅

　天保7年（1836年）に出された「江戸名所図会」巻之六には上野山下の図があり（図Ⅵ-1-5-①），そこには，葦簀（よしず）で囲った「茶や」，「ものまね」，「浄るり」，「うなぎや」などの店と並んで，「あわもち」と書かれた粟餅屋が描かれている．

　この粟餅屋は目黒不動のような普通の粟餅屋とは違い，節面白く囃したてながら粟餅の曲搗きをしてみせる商売である．街には臼を引いてきて，曲搗きをし，粟餅を売る粟餅屋もあった．「絵本江戸風俗往来」には，

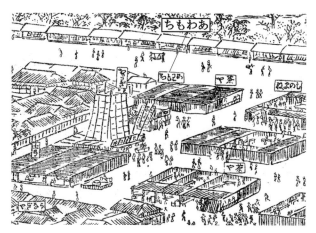

図Ⅵ-1-5-①　あわもちや．上野山下（江戸名所図会・一部拡大）

「路傍程よき場所に荷をおろす．台の上には餡・黄粉・胡麻の三色の大木鉢を並ぶ．右手で粟餅を程よき加減に空中に投げ上げ，左手に受けるや否，右手その粟餅をちぎりて丈余隔てたる彼処の三色の木鉢へ投げ入れる．それより二個も一緒にちぎりてまた投げ出す．三個は三個の大木鉢，餡と黄粉と胡麻のうちへ一個ずつ入れる．この曲投げ暫くにして左手に握りし粟餅を一握りに握りつぶせば，五指の間より個々一緒に五個を出すを終わりとなしたり．」

と記されている．文の一部を省略したが，その情景がよくわかる．

歌舞伎には，江戸の街に臼を引いてきて，粟餅の曲搗きをみせる風俗を舞踊化した作品がある．弘化2年（1845年），江戸中村座で初演された本命題「花競俄曲突（はなのほかにわかのきよくつき）」で，「粟餅」とよばれ，現在でも上演されている．

また，文久元年（1861年），江戸市村座で「契恋春粟餅（ちぎるこいはるのあわもち）」の初演があり，その常磐津節に，

「梅に鶯粟に餅，どっこい放れぬ臼に杵，おっと黄な粉を胡麻の鉢，一ツ二ツは面倒な，一度に投げる粟餅の，でちってちぎって餡ころころ，そりゃ来たやれ来たすととんとん，も一ツもて来い，あわわさのさ，どっこい土産の皮包．」

とある．

当時の情景が浮かんでくるが，江戸には庶民の粟餅食文化があった．

Ⅵ-1-6　和菓子

雑穀を材料とした和菓子は，あまり多くないが，アワについては，小粒・黄色・モチ性を利用した製品がみられる．

▶粟　飴

新潟県・上越市（越後高田）名物の水飴で，現在，いくつかの業者が製造している（■38）．文禄元年（1592年）創業の大杉屋惣兵衛と寛永元年（1624年）創業の高橋孫左衛門商店が古い歴史をもっている．

当初，原料はモチアワであったが，その後，モチゴメを使用するようになった．創製は享保年間（1716-36年）との説もある．やがて，旅人や参勤交代の

大名により，全国に広まり，十返舎一九も文化11年（1814年）に高田を訪れ，自著で粟飴を紹介している．

蒸したモチゴメを麦芽で糖化し，煮詰めた水飴であるが，現在，モチアワを原料とした粟飴を復元させ，「粟の古代飴」という名で売られている（■39）．

▶粟おこし

大阪の名物おこしで（■40），宝暦2年（1752年）に大坂「津の清」の初代津の国屋清兵衛が創製した．

当時はアワで造られていたおこしを，味にこだわりコメを使い，アワのように細かい粒の製品にした竹筒形であったものを板状にし，「粟おこし」と名づけ発売した．

▶粟求肥

「一家に寅歳が三人揃えば家運が隆昌する」という縁起にあやかって，寅年の新年に売り出されたモチアワを用いた求肥である（■41）．

▶粟ぜんざい

関東でいうアワ餅の「ぜんざい」で，モチアワを半搗きにし，練り上げた餅に汁気のない練り餡をかけたものである．

甘味処によっては，餅にプチプチ感をだすためと思われるが，アワより大粒のモチキビを原料とした「粟ぜんざい」という名の「黍ぜんざい」を供する店がみられる（■42）．

関西では，粒餡で作ったしる粉をぜんざい（関東の田舎しる粉），こし餡の場合は単にしる粉（関東の御膳しる粉）とよんでおり，関東のぜんざいは，関西では亀山とよび，白餅ではなく，玄米，アワなどが入ったプチプチ感のある餅を使う．

▶粟大福

モチアワとモチゴメでつくったアワ餅で，餡を包んだ大福である（■43）．

▶粟饅頭

　蒸しあげたアワで，熱いうちに餡を包んだものであり，名前は饅頭であるが，餅菓子に近い．

　名物として，福島県・柳津町にある円蔵寺の門前町で売られている粟饅頭がある（■44）．円蔵寺の虚空蔵は日本三大虚空蔵の１つとして知られ，毎年１月７日に行われる奇祭の「七日堂裸まいり」が有名である．

　粟饅頭の由来については，文政元年（1818年）に本堂が焼失し，同13年（1830年）に再建されたが，そのとき，住職の喝巌和尚が「この後，災難に絶対アワ（粟）ぬように」と，近隣で栽培しているアワで饅頭をつくることを考えたのが始まりといわれている．なお，現在の粟饅頭は，モチゴメも使い，製法に改良を加えた製品となっている．

▶粟　餅

　京都の北野天満宮前の「粟餅所　澤屋」の粟餅が有名で，その歴史は古く，天和２年（1682年）の創業といわれる．寛永15年（1638年）に出された諸国の名産をのせた「毛吹草巻第四」には茶屋粟餅（チャヤノアハモチ）と記されているので，さらに古くより売られていたと思われる．

　京都嵯峨近在から出てきた与惣兵衛（よそべえ）という老人がコメの代わりにアワで餅をつくり，北野天満宮の境内で売ったのが始まりといわれる．

　現在売られている粟餅は，餡の餅は丸く，きな粉の餅は細長い（■45）．細長いのは，きな粉がこぼれないように表面積を広くしたのだという．なお，江戸にも名物粟餅があった（⇒Ⅵ-1-5）．

▶粟羊羹

　モチアワの黄色を活かした羊羹で，原料は砂糖，白練餡，アワの上南粉（道明寺粉を煎ったもの），着色料などであり，大阪の元禄15年（1702年）創業の鶴屋八幡が有名である．

　また，新潟県長岡市には文化２年（1805年）創業の紅屋重正にも「水花火」という粟羊羹があり，昭和３年（1928年）に売出されたという（■46）．冷や

して食べると美味しい．原料に鶏卵，砂糖，寒天，アワの上南粉，着色料などが使われている．

VI-1-7　粟麩・粟漬

日本の伝統食品に，アワを副材料とした粟麩と粟漬がある．雑穀ではトウモロコシを除いて，アワが日本料理に使われるただ1つの食材と思われる．いずれの食品も，穀粒の黄色と食感を活かす材料として使われている．なお，両食品に同色のキビが使われなかったのは，アワに比べて粒が大きく（⇒Ⅱ-3），その食感が口に合わなかったことが考えられる．

▶粟　麩

アワを混ぜた生麩で，京都の京生麩が有名である．コムギ粉から分離したグルテンともち粉を混捏し，これに蒸したモチアワを粒のまま搗きこみ，細長い木型に入れ，蒸した製品で，京料理，茶懐石などに使われる（■47）．

▶粟　漬

イワシ，コノシロなどの小魚にアワを加えた酢漬で，正月料理に出される（■48）．

正月料理に出されるのは，黄色いアワは五穀豊穣を願い，コノシロは成長段階により，呼び名がシンコ（4〜5 cm までの幼魚），コハダ（7〜10 cm 程度），ナカズミ（13 cm 程度），コノシロ（15 cm 以上）と変わり，出世魚といわれることから，将来の出世を願うという意味がある．

調理法は，内臓，頭部や骨を除き，塩漬けしたものを酢漬けにし，アワをまぶし，好みで輪切りにした唐辛子をのせる．アワは蒸したウルチ種で，クチナシの実の煮出し汁で着色したものである．

近年になり，粟漬に似た加工品が「コハダの酢漬」の名で市販されている．まぶしてある黄色の小粒は着色した数の子で，プチプチとした食感がある（■49）．

なお，アワと魚といえば，両食材を使った料理に「粟蒸し」がある．アマダイ，焼きアナゴなど，また鶏肉に蒸したモチアワを乗せて蒸し，出汁またはく

ずあんをかけた蒸し物である．

Ⅵ-1-8　諺・俗信

　雑穀の「諺・俗信」では，アワに関するものが，もっとも多く見られる．

—アワ一升にウズラ一匹（阿蘇地方）
　物々交換で，アワ一升（1.8リットル）がウズラ一羽と等価．

—アワ（の草）の泣き取り
　アワの夏季除草は苦労が多い．一説にはアワの栽培は除草だけではなく，つらい作業という意味が含まれる．

—アワの七泣き
　アワの栽培はつらい作業という意．

—アワの種子は穂で貯えろ
　アワの種子（籾）は脱穀しないで，貯えるのがよい．穂で貯蔵すると他の品種との混雑も防ぐことができる．

—アワ一粒は汗一粒
　アワ一粒をつくるには，農夫の汗一粒が流されている．農夫の苦労をいうたとえ．

—アワが実ればウズラが立つ（八代地方）
　アワの実った頃，ウズラが集まる．アワ穂とウズラは日本画，陶器，彫刻などの美術品の題材とされているが，アワの落穂を啄ばむウズラの図柄は五穀豊穣と子孫繁栄の意味が込められている．

—アワともヒエとも知らず
　アワとヒエと区別ができないこと．何の苦労もない高貴な身分や金持ちの生活をいう．

—アワ飯に干し菜汁，コメのめしには塩引き
　似合いの食べ物．塩引きは塩漬け．

—アワ飯の一炊⇒黄粱（こうりょう）の一炊（次頁）．

—アワは苗代のぬれ鍬（くわ）で播け（東北地方）
　アワの種播きにはヒエより適期が必要で，ヒエより霜に弱いから，イネの通し苗代の播種直後が適期である．

VI. 雑穀百話

―アワは切り扱（こ）き
　アワは神仏の供物にもされ（⇒VI-1-3），雑物の混入を嫌い，穂刈りをし，アワ槌で脱粒をした．

―アワを量りて舂（つ）く
　粟を一粒ずつ数えてから臼でつく．些細なことに気をつかう．

―一合雑炊，二合粥，三合飯に四合団子，五合牡丹餅，六合アワ餅
　1人が1食に食べられる量．アワ餅は美味い．

―選りアワのように揃う
　アワは異物を除くと粒が小さく，整然と美しくみえる．

―風邪にはアワ粥を食べると治る

―黄粱（こうりょう）の一炊
　アワを炊くほどの短い時間．「アワ飯の一炊」も同じ（⇒VI-1-4 枕中記）．

―小指と人差指の先でアワ三粒をつかめる人は親孝行

―節分の日に夜なべをすると，アワがササになる
　村全体が休むのに一人が働くことを戒めたもの．

―滄海（そうかい）の一粟（いちぞく）
　大海に浮かんでいるアワ一粒．広い天地の中に存在するはかない人間のたとえ．

―中（ちゅう）アワ，夏キビ
　アワは中（夏至）に，キビ，夏（半夏生）に種を播け．

―濡れ手でアワ
　濡れた手でアワを掴めば沢山のアワ粒がついてくる．苦労をしないで利益を得ること．同様のことわざに，「濡れ手で粟のぶったくり」，「濡れ手で粟を掴む」などがある．

―鶴のアワを拾うごとし
　大変な苦労の作業．少しずつ「へそくり」を貯めるようなたとえにも使われる．

―トットが鳴きだしたらアワを蒔け，カッコウが鳴くから豆を蒔け（青森地方）
　トットはツツドリ．

―トットに籾蒔き，カッコにアワ蒔き，ホトトギスに田を植えよ（秋田地方）

　トットはツツドリ，カッコはカッコウ．

　―隣の白飯より内のアワ飯

　隣で白飯を食べさせて貰うより，自分の家で不味くてもアワ飯を食べたほうがよい．

　―彼岸の早生アワ，早生アセビ（東北地方）

　秋彼岸に早生アワが収穫でき，早生アセビが口を開く．

VI-2　ヒ　エ　　　　　　　　ポートレートⅡ　■50～58

VI-2-1　五穀とヒエ

　中国では古来より名数と称して，事物に三皇，五穀，九族など，特定の数をつけて表すことがある．また，事物を五行説（V-1, 2）に基づき，五つに総括分類する思想がある．「五穀」は五種の主要な穀類をいう．

▶中　国

　中国における「五穀」の作物の種類については，次のような諸説がみられるが，「六穀」という考えもあった．

　① 麻・黍（モチキビ）・稷（ウルチキビ）・麦・豆（周礼）
　② 稲・黍（モチキビ）・稷（ウルチキビ）・麦・菽（マメ類）（孟子）．
　③ 稲・稷（ウルチキビ）・麦・豆・麻（楚辞）．（■50）
　④ 粳米・小豆・麦・大豆・黄黍（素問）．

　また，食物本草（⇒V）においては，次の五穀のほか，五果・五畜・五菜が挙げられている．

　① 五　穀：五臓を養う麦・黍（モチキビ）・稷（ウルチキビ）・稲・豆．
　② 五　果：五臓の働きを助ける李（スモモ）・杏（アンズ）・棗（ナツメ）・桃・栗．
　③ 五　畜：五臓を補う鶏・羊・牛・馬・豚の肉．
　④ 五　菜：五臓を充実させる韮（ニラ）・薤（ラッキョウ）・葵（冬葵：フ

ユアオイ)・葱(ネギ)・藿:クワク(マメの葉).

なお,五穀の稷については,アワ,モロコシの説もある(⇒V-2-4).

▶日 本

日本の「五穀」においても,中国と同様に作物の種類は必ずしも定まっておらず,次のような諸説がみられる.

① 稲・粟・小豆・麦・大豆(古事記).
② 粟・稗・稲・麦・豆(日本書紀).
③ 稲・大麦・小麦・大豆・小豆(■51),あるいは,麦・黍・米・粟・大豆(本朝食鑑).

これら中国と日本の「五穀」についてみると,中国ではイネとキビ,日本ではイネ,ムギとアワが多く採り入れられている.日本で穀類というと,すぐに思いつくヒエは,日本書記に記されているのみである.

これらのことから,「五穀」の作物は,栽培地域や,その時代に重要な作物5種ともいえよう.

「五穀」が地域の重要作物である例として,沖縄・石垣市の豊年祭(1998年)では五穀として,イネ・アワ・ムギにモロコシとサツマイモを供したという記録がある.

2015年末に「七訂日本食品標準成分表」が公表されたが,この成分表には穀類の大分類に新しく「雑穀」が加わり,その小分類に「五穀」としての成分値が示されている.

雑穀については,定義は定まっていないが(⇒Ⅰ),成分表の英語版によると,雑穀をMiscellaneous cerealsとしており,成分表でいう雑穀は,一般にいわれている雑穀ではなく,種々の穀類が混合されたもの(雑穀混合米)であることがわかる.紛らわしい雑穀である.

五穀については,「七訂日本食品標準成分表」巻末の資料(全国官報販売協同組合)によると,「米・大麦・あわ・ひえ・きびなどの5種類の穀類を含むもの」としており,この五穀については,穀類の混合比は明確なものではなく,成分表の使用上には問題が残る.

VI-2-2　ヒエがイネにイネがヒエに

　古い記録には，栽培していた穀類から，ほかの穀類が発見されたという話がみられる．

　〔續日本紀〕によると「和銅六年四月四日戊辰，左京職，稗化して稲となれるもの一茎を献る．」と記されている．この稲は，前年の和銅5年（712年）に収穫されたものと思われる．

　下って，寛政10年（1798年）の，宮城県の特産物を紹介した〔封内土産考〕にも，寛政元年（1789年）に柴田郡沼田村の者が「耕田の稲の中に稗一本あり，其の稗の中より稲の穂一つ生ぜり．」ということが記されている．

　ヒエからイネが，イネからヒエが生じたという話である．ヒエとイネは同じイネ科の作物ではあるが，亜科，属も異なる植物で（⇒図Ⅱ-①），突然変異によってヒエがイネに，また，イネがヒエになることは考えられない．

　いずれも，イネとヒエが黄化萎縮病（感染株が叢生し，奇形となる糸状菌病）となり，穂先が曲がったものと推察されている．これらの記載では，変わったのは穂形であり，採取した種子がイネあるいはヒエになったということは書かれていない．

VI-2-3　ヒエとパーボイルドライス

　日本のヒエの搗精法については，古くより，黒蒸し法・白蒸し法と白干し法（白乾し法）があり，それぞれ，図VI-2-3-①のような工程で精白が行われる．

　このうち，一般には黒蒸し法が使われていたが，現在，ほとんどみられなくなった．一方，白干し法は，ヒエ作地帯では富農が行っていた搗精法で，他の

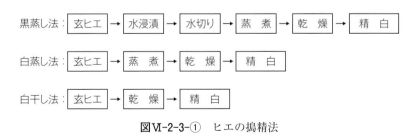

図VI-2-3-①　ヒエの搗精法

方法に比べて搗精歩留りが低いが，食味がもっとも良い精白ヒエが得られる．現在，市販されているヒエは，改良精米機により精白されたもので，従来の白干し法と同じ精白粒である（■54）．

　黒蒸し法による精白粒については，インド型米（■50）を同様な工程で搗精されたパーボイルドライスとよばれる精白米がある（■55）．

　パーボイルドライスは，インド，バングラデッシュ，パキスタン，ミャンマーなどの南アジア諸国で広く食べられており，「籾→水浸漬→蒸煮→乾燥→搗精」の工程で製造されている．このような南アジア地域の伝統的加工技術は，籾摺りの容易化，搗精による砕米発生抑制，貯蔵中の病害虫防止などにもなり，広く工業化もされている．

　ヒエとコメの搗精法について，同じ工程が考え出されたものは，籾から直接搗精した場合，粒がもろいヒエと粒が長いインド型米では，いずれも，搗精工程で砕粒が出やすく，歩留まりが低くなるためと思われる．なお，コメの搗精法について，日本では玄米を搗精するが，外国では日本のヒエと同様に，貯蔵した籾から直接搗精をしている．

　パーボイルドライスの成分については，製造工程中にコメの胚芽・糠層に含まれているビタミンB_1やその他の水溶性成分が胚乳に移行することが見出され，これがコメの栄養価向上にもつながっている．ヒエについては，そのような知見はみられていない．

　日本では，第二次世界大戦直後，南方から帰還した元軍人の研究者らにより，コメの栄養強化を目的として日本型米を使ったパーボイルドライスの研究がなされたが，パーボイルドライスは米飯の色・食味・香りなどの面から日本人の嗜好に合わず，普及はみられなかった．

　日本には，古くよりパーボイルドライスともいえる焼き米がみられる．炒り米の1種で，早刈りした稲穂を水に2～3日浸漬し，籾のまま平釜で炒り，籾を除いた扁平のコメで，ウルチとモチ種がある．いりごめ，やいごめともいう．

　焼き米は奈良時代の文書にも記され，江戸時代には東海道の庄野宿（現，三重県鈴鹿市庄野），中仙道の浦和宿（現，埼玉県さいたま市）では街道名物になり，旅の携行食，保存食として利用された．今でも，さいたま市南区に焼米坂（別名：浦和坂）の名が残っている（図Ⅵ-2-3-②）．庄野宿の焼き米は

「俵の焼き米」とも呼ばれ，握り拳ほどの小さい俵に入れられ，その真ん中を紐で縛ったもので，子どもや孫のお土産にもされたという．

現在，焼き米は広島県（■56），熊本県などの地域特産品として売られている．茶菓子として，熱い湯や茶を注ぎ，軟らかくして食べる．一種のアルファ化米である．

VI-2-4　稗搗き節

稗搗き節は，九州山地の中央に位置し，傾斜地の多い宮崎県東臼杵郡椎葉村に伝わる作業唄であったが，第二次世界大戦後，那須の大八郎と鶴富姫の非恋物語の歌詞がつくられてから，全国的に民謡として普及した．

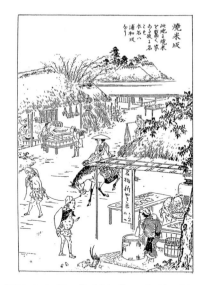

図VI-2-3-②　焼米坂（江戸名所図会）

焼畑地帯の椎葉村では，稃の付いた玄ヒエの精白法に臼と横杵が使われ（■57,58），玄ヒエの精白法は，普通の農民は東北地方と同様に精白歩留まりの低い「黒蒸し法」（⇒VI-2-3）によっていた．搗きは「六人拍子」「四人拍子」「三六人拍子」といって，複数の組によって行われた．

稗搗き節は，唄い手の一人が，「庭の山椒の木に鳴る鈴掛けて・・・」と唄えば，他の一人が「鈴の鳴るときゃ何というて出ろか・・・」という二人の掛け合いで唄われ，そのあとに，搗き手が声を揃え，現在の民謡にはない次のような囃子言葉が，囃されたという．

「サンドゴショナニカイツックリカセトイタニ　ムクリュウゴロリトセ」

その意味は「ヒエの三斗五升（約63 l）ぐらいなんだ．何でもないよ．搗き終わったら，戸板にムクの実のようにごろ寝をしよう」ということのようだ．

脱穀をする穀類の小穂（しょうすい：花序を形成する単位）のうち，ヒエの小穂（玄ヒエ）はコメの小穂（籾）とは異なり形態が複雑である．イネ科植物

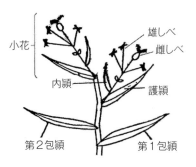
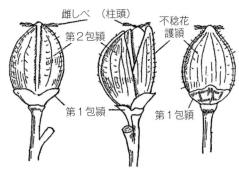

図Ⅵ-2-4-①　イネ科の小穂（2小花）
（矢野，1976をもとに作成）

図Ⅵ-2-4-②　ヒエの小穂
（永井，1949をもとに作成）

のうち，モデルとしてヒエと同じ2小花をもつ小穂を図Ⅵ-2-4-①に，ヒエの小穂を図Ⅵ-2-4-②に示した．

　ヒエの小穂は，上の小花は稔実，下の小花は不稔で，小さい第1包穎は小穂の基部を包み，大きい第2包穎と不稔花の護穎（籾殻）は同じ大きさで，イネ（1小穂に1小花）の籾殻（護穎・内穎）のように小穂を側面から被い，さらに，稔実花は護穎・内穎（籾殻）で堅く保護されている（図Ⅵ-2-4-②）．

　そのため，稗搗き節に「なんぼ搗いてもこの稗ぁむけぬ」と唄われるように，搗精を行うためには，玄ヒエの包穎と両花の護穎・内穎を除き精白するため，玄米とは違って，大変な時間と労力が掛かる作業となる．稗搗き節はそのための作業唄であった．なお，玄ヒエに対する精白粒の収量は低く，重量歩留りで約50％である（玄米から精白米は約90％）．

　稗搗きに唄われる作業唄は，椎葉村のほか，焼畑農業が行われていた石川県白峰村（現，白山市），奈良県大塔村（現，五条市）などにも残っている．

Ⅵ-2-5　稗　蒔（ひえまき）

　イネ科植物には観賞用として育てられたものがある．身近な観賞用植物としては，タケ・ササ類のほか，十五夜のススキ，また，観賞用と花穂が生花やドライフラワーに使われるパンパスグラス（シロガネヨシ）などがみられる．

　観賞用の雑穀作物としては，現在，アワの花穂が生花に使われている．古

く，江戸時代には「稗蒔」とよばれ，ヒエを水鉢の中に蒔き，若芽がでたものを田野にみたて，そのなかに小家・小さな橋・農夫・釣師・案山子・白鷺などの細工物を置き，夏の清涼感を味わう箱庭のような飾り物が親しまれた（図Ⅵ-2-5-①）．

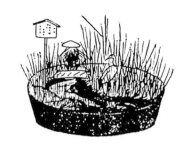

図Ⅵ-2-5-①　稗蒔（平出, 1968 より作成）

江戸から東京に変わっても，第二次世界大戦前には「稗蒔」が売られていたが，江戸時代には4月中旬から6月下旬にかけて，「稗蒔売り」が日本橋・京橋などの繁華な町々，山の手，夜の縁日などでもみられた．

「稗蒔売り」の「稗蒔」は，今戸焼の大中小の丸鉢・角鉢・小判型の鉢に育てた4,5 cmほどのヒエで，「稗蒔売り」姿は，菅笠，印半纏，腹掛け，息杖という装いで，天秤棒に「稗蒔」を載せた四つ手の台を担ぎ，「ひえまぁきゃ，ひえまぁき」という売り声で町中をふれ歩いたという．この様子は，江戸時代，明治中期ごろの風俗画にも描かれている．

明治41年（1908年）の中等音楽教科書には，題名「稗蒔売」が載っており，その歌詞中の売り声は「めせや，めせや，稗蒔めせ」となっている．

この多忙な時代，家庭でミニ盆栽を愛でるように，江戸時代に戻って手軽に「稗蒔」を育ててみたいと思うことがある．

Ⅵ-2-6　諺・俗信

—ウツギのつぼみが見えたらヒエを植える（青森地方）

ウツギ（ウノハナ）のつぼみが膨らんできたらヒエを播く時期．

—下衆（げす）の子とヒエ団子は三つまで

賤しい身分の子でも三歳ぐらいまでは可愛らしく，ヒエ団子も三つぐらいまでは何とか食べられる．「ヒエ団子」を「キビ団子」とする諺もあり，この場合，三つ以上食べられるかも知れない．

—猿がヒエを揉むよう

山里の猿が脱穀の物まねをする．わけも分からず人まねすることを嘲ってい

う言葉．「揉む」は，脱粒したヒエの中から籾のついた小穂を篩（ふるい）で通し，手で揉むこと．

■乳の出の悪い時は，ヒエを食べるとよい

　また，「ヒエの甘酒を飲むとよい」ということもある．

■トチの花盛りがヒエまき（群馬地方）

■となりのヒエ飯（■52,53）

　隣で食べている不味いものも，美味しく見える．

■ナラの新芽が緑になるとヒエをまけ（栃木地方）

■ひえとろ

　麦とろと同じように，とろろをかけたヒエ飯（ヒエとろろ飯）のこと．10割のヒエ飯，とくに冷えた飯はぼろぼろで不味い．「ひえとろ」を早口でいうと，神楽囃子の笛の音のような響（ヒエトロ）になるので，古くから岩手南部の神楽飯ともいわれてきた．

■ヒエは麦より三日前，畦豆（あぜまめ）は三日後れ（佐渡地方）

　ヒエを播いたあとにムギ（春コムギ）を播き，そのあとにダイズをまくとよい．

■ヒエを食べると，にきびができる

■豆を蒔いてヒエ

　期待はずれのこと．

■娘とヒエ俵は持ったうちではない

　ヒエ籾から得られる精白粒は籾重の半分ていどで，俵をもったときに感じる重さほど価値がなく，また，娘も外に嫁にやるので思ったほど価値がない．

Ⅵ-3　キ　ビ　　　　　　　　　　ポートレートⅡ　■59〜63

Ⅵ-3-1　桃太郎

　五大お伽噺といわれる「桃太郎・花咲か爺・舌切り雀・猿蟹合戦・かちかち山」のなかで，「桃太郎」といえば，鬼退治にでかける犬・猿・キジと腰にさげた「キビ団子」がすぐに思い浮かぶ．

　キビ団子は，元来，キビを原料とした団子であるが，現在では各種の原料で

製造された「キビ団子」がみられる．

　製品として，もっとも知られている岡山の「吉備団子」，東京の浅草仲見世・向島などで売られている「キビ団子」，また，駄菓子の「キビ団子」などがある．

　岡山の「吉備団子」は，吉備津神社の境内で売られていたキビ粉でつくった団子をヒントに，安政3年（1856年），廣栄堂の初代が茶人の備前池田藩筆頭家老のすすめで改良したのが始まりといわれている．その名前は材料のキビと地名の吉備に由来する．桃太郎が家来に与えたキビ団子と違い，モチゴメ，キビ粉（モチ種），砂糖などでつくられた黄色の求肥の一口菓子である（■59）．

　東京の「キビ団子」は，モチ粉，モロコシ粉（モチ種）などを練り，団子にして茹で上げ，きな粉をまぶした串団子で，団子は小豆色をしている（■60）．

　その歴史は古く，江戸時代には江戸で売られており，「半日閑話」という本の安永6年（1777年）・4月の項に，

　「此ごろ浅草門跡前に日本一黍団子出来る．家号むかしや桃太郎」

とある．やはり「キビ団子」は桃太郎と縁があるようだ．

　この団子の原料は，当時の地方名より推定すると，現在，東京で売られている「キビ団子」と同様に，モロコシを材料にしたものと思われる．一方，団子の形態については，東京でみられる串団子か，お伽噺・桃太郎のような丸い団子かは定かではないが，岡山の「吉備団子」の創製には，江戸浅草の「キビ団子」をヒントにしたという説もあり，串団子ではなかったかも知れない．

　ちなみに，東京・向島の墨田堤にある江戸時代末期に創業した老舗の有名な「言問（こととい）団子」は，上新粉の生地を小豆餡，白餡，味噌餡で包んだ直径3 cmほどの団子で，串団子ではない．

　駄菓子の「キビ団子」は主に北海道・名古屋地方でつくられており，砂糖，水飴，モチ粉などを原料（北海道では生あんも加える）とした細長い四角の板状の菓子で，名古屋の製品は小豆色に着色をしている（■61）．キビやモロコシは使われず，また，団子でもなく，包装に桃太郎が描かれている「キビ団子」という名の菓子である．着色は東京の「キビ団子」の色と同じである．

　桃太郎のお伽噺は，室町時代につくられたといわれ，また，モロコシの伝来

も同時代ではあるが，その普及からみても，桃太郎の腰の袋には黄色い「キビ団子」が入っていたはずである．端午の節句に飾られるわが家の武者人形の桃太郎をみると，串団子ではなく，「1つ下さい」の黄色いキビ団子を持っている（■62）．

Ⅵ-3-2　切り餅いろいろ

周年，いろいろな切り餅が店頭で売られるようになった．雑穀の餅では，原料割合は，モチ米に雑穀を30〜40％混ぜた製品が多い．雑穀の餅にはその穀粒が残っており，食感と色を楽しむ餅となり，和菓子店で販売されており，菓子の扱いになっている．

これらの切り餅がどの雑穀を使った餅なのか，普通の「餅」と「モロコシ餅」（キビ餅ともよばれる）は，その色から容易に判断できる（⇒Ⅵ-3-1）．一方，同じ黄色の「アワ餅」と「キビ餅」の区別は難しい．

■63の切り餅は，①餅，②アワ餅，③キビ餅，④モロコシ餅である．雑穀の「アワ餅」，「キビ餅」，「モロコシ餅」をみると，いずれも搗き込まれない穀粒がみられる．同色の②「アワ餅」と③「キビ餅」では，後者の穀粒がやや大きい．両者の餅については，甘味処の「粟ぜんざい」に使われるが，半搗きにし，練り上げた餅である（⇒Ⅵ-1-6 粟ぜんざい）．

Ⅵ-3-3　キビと度量衡

穀物をはじめとする各種生産物について，これらを租税とする場合や交換・売買する場合には，正確な基準としての度量衡が必要となる．世界各国には種々の度量衡基準があり，日本の歴史的な計量単位は，古代中国の度量衡基準に倣っている．

▶中国の度量衡

古代中国の度量衡は，次のような基準によっていた．

①　度（長さ）：秬黍（クロキビ）を12音律の基準音（黄鐘：こうしょう）の笛（黄鐘律管）に沿って並べると90粒になり，その1粒の長さを1分，10分を1寸，10寸を1尺と定めている．

② **量（容量）**：笛（黄鐘律管）の中に秬黍を1,200粒入れ，その体積と同じ水の量を龠（やく）とよび，その2倍を1合，10合を1升，10升を1斗，10斗を1斛（こく）としている．なお，日本では斛を石として使われた．

③ **衡（質量）**：秬黍1,200粒の重さを12銖（しゅ）と定め（100粒＝1銖），24銖を両，16両を斤としている．

▶日本の度量衡

日本の度量衡制度は，中国の度量衡制度を取入れた大宝元年（701年）の「大宝律令」が始まりといわれている．

その後，中国の影響を受けながら独自に発展し，これら度量衡の単位名は尺貫法で長く使われた．

▶基準の秬黍

中国の度量衡で基準に使われた秬黍（クロキビ）は，モチ性キビのことで，1596年に出版された有名な中国の「本草綱目」には，

「秬といふは黍の正しく平均したもののことで，一箇の稃に二箇の米（稃を除いた穀物⇒Ⅵ-1-1）がある黍である．この黍は天地中和の気を得て生ずるもので，蓋し普通にあるものではない．この黍があれば一穂がみな同じく二米のもので，粒はいずれも平均して大小の差がない．それゆえに物を計る標準となるのである．他の黍ではそうは行かぬ．」

と書かれている（国訳本草綱目）．

一般のキビについて，植物分類上から小穂（花序を形成する単位）をみると，キビが含まれるキビ属は，ヒエ属のヒエと同様に上下2つの小花のうち，上の小花のみ結実するのを特徴の1つとしている（図Ⅵ-2-4-①）．

したがって，「本草綱目」にみられる度量衡の基準となった2つの小花が実る「秬黍」は，同書に「蓋し普通にあるものではない」と書かれているように，植物分類の基準をはずれた，極めて珍しいキビといえる．現在，この「秬黍」は中国に存在しているのだろうか．

Ⅵ-3-4　諺・俗信

―カッコウが鳴くとキビの植え付けが遅れた（土佐地方）

―キビが高く根をはるのは大風の前兆

―キビを煎じて下痢の薬とする

―黍離（しょり）の歎（たん）

　中国最古の詩集「詩経」に，荒れ果てた古都にキビが稔っている王風の詩「黍離」があり，世の栄枯盛衰を歎くことをいう．文中「彼黍離離」の離離は実がみのって，穂が垂れ下がるの意．

―節分のキビ餅を食べると中風にかからない

―中（ちゅう）アワ夏キビ（長野地方）

　アワは中（夏至）に，キビは夏（半夏生）に種を播け．

―中秋名月にキビ団子を十二個供えて家族で食べると中風にならない

―若いものとキビの穂は盆に出ねばならぬ

　盆になったら若いものは出て踊り，キビの穂は出揃うものである．

Ⅵ-4　モロコシ　　ポートレートⅡ　■64～70

Ⅵ-4-1　名　称

　モロコシの江戸時代の方言としては，「物類称呼」（安永4年・1775年）によると，モロコシ（東国），キミ（中国），タカキビ（伊予），ホキビ（加賀），セイタカキビ（越後），タカギミ（奥州津軽），トウキビ（畿内）があげられている．

　「重訂本草綱目啓蒙」（弘化4年・1847年）では，トウキビ（京），モロコシキビ（東国），タカキビ（四国），タチギミ（津軽），コキビ（肥前），ホキビ（加州），キミ（中国），キビ（越後），セイタカキビ（越後）などと書かれている．

　明治19年（1886年）の文部省検定済小学校教科書（木版摺り）では，モロコシキビ・一名トウキビ（たうきび）と書かれている（**写真Ⅵ-4-1-①**）．

　雑穀の食糧統制が撤廃された年，昭和26年（1951年）の農林省の調査に

VI-4 モロコシ

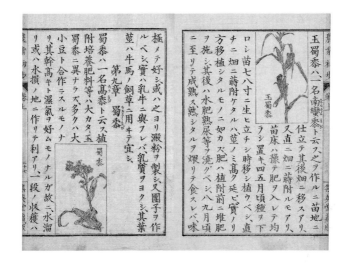

写真VI-4-1-① 文部省検定済小学校教科書(明治19年)のトウモロコシとモロコシ

は,63の地方名が記載されているが,トウキビ,タカキビ,キビの使用がもっとも多い.現在でも,モロコシとキビを混同することがある(⇒VI-3-1).

VI-4-2 ソルガム・マイロ・コウリャン・タカキビ

ソルガム・マイロ・コウリャン・タカキビは,いずれも,標準和名でいうモロコシ(蜀黍)のことである.本来の文字で書くと,sorghum・milo・高粱・高黍となる.

現在,モロコシ以外に,これらの名前が多く使われており,それぞれ,別の穀類と間違われることが往々にしてみられる.ちなみに,モロコシは,中国の蜀黍の日本読みのモロコシキビより転じたもので,モロコシキビと正確によぶ地方もある.

(1) ソルガム(sorghum)

モロコシの一般英名で,語源は俗ラテン語のsyricum grano(シリアの穀物)のsyricumに由来する.なお,最近,ソルガムの名がついた「ホワイトソルガム」の精白粒,粉(全粒粉を含む)などが市販されているが,原料は米国で品種改良された白色種のモロコシで,米国から輸入した穀粒を搗精・製粉

したものである（▮ 64）．

(2) マイロ（milo）

中央アフリカで栽培されていたモロコシの1系統の英名で，語源は中央アフリカと東アフリカのバントゥー系民族の maili に由来している．

(3) コウリャン

中国東北部の栽培種であるモロコシの1系統：高粱（gaoliang：ガオリアン）の日本読みで，その名の使用は比較的新しく，日本が中国東北部に進出した昭和になってからといわれている．現在では，モロコシをコウリャンという方が一般に通用することが多い．英名は kaoliang と書く．

(4) タカキビ

現在でも広くよばれる古くからの日本名で，北海道，東北，近畿，中国，四国，九州地方などで使われている．これらのよび方のほか，トウキビ，キビとよぶ地方もある（⇒Ⅵ-4-1）．

なお，モロコシを区別するグループ名として，コウリャンとマイロが使われるが，これは飼料関係の用語でもあり，マイロ以外のモロコシもマイロとよぶ場合がある．

Ⅵ-4-3　茅台酒（まおたいしゅ）

茅台酒は中国貴州省茅台が発祥の地で，高粱を原料とした中国の代表的な白酒（蒸留酒）であり，500年近い歴史をもっている（▮ 65）．日本では，1972年，日中国交回復の宴席の際，この酒で周恩来首相が田中角栄首相を接待したことから有名になった．

白酒の醸造には，日本酒の米麹に相当する麹子（きょくし）とよばれる麹が使われる．茅台酒の麹子は，砕いた小麦を水に混ぜ，団子状にし，室で麹菌やクモノスカビ，酵母を繁殖させて乾燥したものである．仕込み原料は，蒸した高粱（粒：7と砕粒：3の割合）と麹子で，水は加えない．製造工程は，「原料仕込み→糖化発酵→蒸留→蒸留後の粕に原料添加→再発酵」の順で行われている．

この発酵は「固体発酵」とよばれ，世界の酒がすべて液状で発酵させるのに対し，茅台酒を含めた白酒だけが，固体状で発酵させる中国独特の発酵法であ

る．そのため，パサパサした固体を蒸留する．粕には原料成分が残るので再発酵がおこなわれる．アルコールは50～60％と高いが，熟成の効果でそれほど高く感じさせない柔らかさがある．

VI-4-4　大相撲とモロコシ

テレビで大相撲を観戦していると，穀類作物を材料としているものがみられる．まず，稲わらを使った円の直径：15尺（4.55 m）の勝負俵と円の東西南北にある徳俵が目に付く．

雑穀との関係では，呼び出しが土俵を掃く箒に気がつくが，あの箒の材料はホウキモロコシの穂である（■66）．昔，家庭でも普通にみられた座敷箒も同じ材料の製品で，イグサのような青さと香りがあり，所々に不稔の籾が残っていた．

ホウキモロコシは，植物学的にはモロコシと同じ作物で，穀実用のホウキ型穂系統の品種である．枝梗は著しく伸長し，長さが1 mにもなる品種もある．多くの品種が世界各地にみられるが，英名は broom corn あるいは broom sorghum（broom は箒の意）という．

材料の穂は，もろく硬くならないうちに刈取り，子実（籾）を除いたものを日陰干しにしたもので，除去した種子は食用にも利用される．

■67の箒は，中国東北部の都市で売られていたもので，ホウキモロコシの穂ではなく，コウリャンを脱穀した後の穂を麻縄で束ねてある．

VI-4-5　秋田諸越（あきたもろこし）

原料をモロコシやトウモロコシと間違えられる菓子に秋田諸越がある．炒って種皮を除いたアズキの粉と砂糖を原料とした豆落雁である（■68）．

宝永2年（1705年）に創業の杉山壽山堂の初代が考案したもので，秋田藩の四代藩主佐竹義格に献上し，「諸々の菓子を越えて美味である」というお褒めの言葉が，名前の由来といわれている．現在，数十店舗で製造されている．

ちなみに，豆落雁には，きな粉を原料とした福井県敦賀市の「豆落雁」（■69），エンドウを原料とした神奈川県鎌倉市の「小鳩豆楽」がある（以前はソラマメを使っていた）（■70）．敦賀の「豆落雁」は，安政年間（1854-1860

年），敦賀から江戸に出た人物が，浅草で研究・創製したお多福面の落雁で，「福和内（ふくわうち）」と名付け，吉原などで大評判になったという．明治維新後，帰郷してその製造を始め，名物になったと伝えられている．鎌倉の「小鳩豆楽」は，明治時代からつくられた落雁で，その名は店が鶴岡八幡宮の参道に面しているところから境内の鳩に因むという．柄が両面打ちで，ころころした小鳩の形をしている．

VI-4-6　諺

—庄屋の跡のもろこし畑

　古く栄えた庄屋の屋敷跡はもろこし畑に変わっている．栄枯盛衰は世の習い，世の無常をいう．

VI-5　トウモロコシ　　ポートレートⅡ　　71〜89

VI-5-1　雑穀最多の地方名

　トウモロコシの江戸時代の方言としては，「物類称呼」（安永4年・1775年）によると，ナンバンキビ・菓子キビ（畿内），ハチボク（伊勢），タウキビ（西国・常陸・越前），トウモロコシ（東国），ナンバントウノキビ（遠州），マメキビ・クハシキビ（奥州より越後辺），キミ（奥州の南部），サツマキビ（備前），タカキビ（因幡）があげられている．

　「重訂本草綱目啓蒙」（弘化4年・1847年）では，ナンバン・ナンバンキビ・ナンバキビ・クハシンキビ（播州），トウモロコシ（東国），サツマキビ（備前），タカキビ（因州），コウライキビ（讃州），トウキビ（筑前・加州），ナンバントウノキビ（遠州），クハシキビ・マメキビ（越後），トウキミ（奥州），キミ（南部），ハチボク（勢州），タマキビなどと書かれている．

　明治19年（1886年）文部省検定済小学校教科書（木版摺り）をみると，トウモロコシキビ・一名ナンバンキビとあるが（**写真Ⅵ-4-1-①**），雑穀の食糧統制が撤廃された年，昭和26年（1951年）の農林省の調査では，地方名としてトウモロコシを除き124の地方名が記載されている．

　その後，国立国語研究所が調査し，昭和45年（1970年）に刊行された「日

VI-5 トウモロコシ

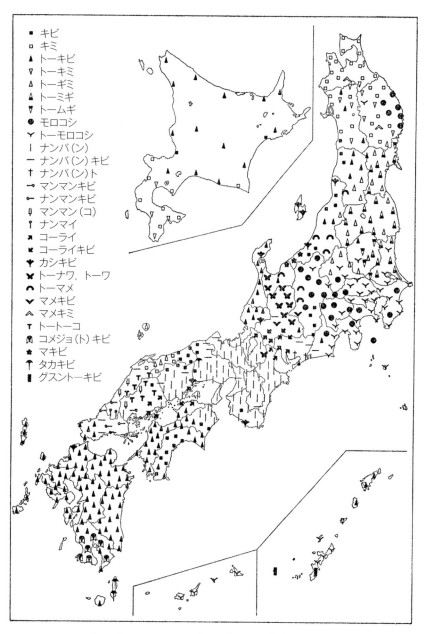

図VI-5-1-① トウモロコシの「日本方言地図」(徳川編, 1979 より)

本言語地図」によると，全国の呼び名ではトウキビの分布がもっとも広く，九州と北海道の全域，四国の過半と東北北陸の一部のほか，ところどころに分布している．また，ナンバン・ナンバ・ナンバンキビなど，ナンバンの系統が近畿を中心に中国・四国・中部の一部に分布している．なお，ナンバンはトウガラシとカボチャの地方名でもある．一方，トウモロコシの分布は，関東南部から山梨・静岡へかけての狭い地域に限られているに過ぎない（図Ⅵ-5-1-①）．

このように，江戸時代に比べると，トウキビの分布の広がりが目立つ．トウキビが一般名になり，標準和名のトウモロコシの分布勢力は少数派になった感がある．

Ⅵ-5-2　コーンとメイズ

コーンとメイズは，英語では corn，maize と書き，トウモロコシのことである．このうち，コーンについては該当する穀類の種類に問題がある．corn はアングロサクソンの古語では，穀物を意味しており，本来，コーンとは，英語では生産国あるいは生産地域における主要穀物のことである．したがって，イングランドではコムギ（■ 72, 73），スコットランドとアイルランドではエンバク（■ 74, 75）のことであり，カリフォルニアの南部ではモロコシを指すことがある．そのため，英語では Indian corn とすれば，間違いなくトウモロコシになる．

第二次世界大戦後，日本で「小麦は緑」という米国映画（1945年製作）が上映されたことがあった．その原題は「The Corn Is Green」で，米国映画でありながら，corn が小麦と訳されたのは，原作が1938年から2年間，ロンドンで上演された英国の戯曲のためであった．

コーンは主に米国，カナダ，オーストラリアなどの呼び名であり，一方，ヨーロッパではメイズと呼ばれている国が多い．アメリカ大陸の諸民族は，それぞれトウモロコシに特有の言語を持っているが，maize というのは中央アメリカ西インド諸島で使われるハイチ語 mahiz が訛ったものといわれている．

なお，アイスクリームを手に持って食べられるようにしたコーンカップとよばれる製菓材料がある（■ 76）．このコーンは円錐形：cone のことで，小麦粉などのワッフル生地で焼いたカップである．ちなみに，工事現場や道路の区

分け・規制などを目的として置かれる赤・青・黄色などの 45～70 cm の円錐形のものも，コーン，ロードコーン，カラーコーンなどとよばれている．

VI-5-3　日本列島北上・南下のトウモロコシ

トウモロコシは天正年間（1573-92 年）にポルトガル人により長崎に伝来したといわれている．

これらは水田のない地帯や山間部で栽培され，九州・四国・富士山麓の山地などでは主食とされていた．一方，明治に入って，新政府は北海道開発のため，米国より新品種のトウモロコシを導入している．これらは食用・飼料用として栽培された．また，米国から東北～関東に中生（ちゅうせい：早生と晩生の中間で中手ともいう）のデント種が飼料用に，東日本地域にはスイート種が間食用として導入されている．

九州地方を起点としたトウモロコシは，フリント種と考えられており，四国，東海を経て北関東，会津，山形あたりまで伝播した．一方，北海道に導入されたトウモロコシは，北方型のデント種とフリント種で，東北地方を経て北関東まで伝播している（デント種・フリント種・スイート種⇒II-5）．

日本のトウモロコシは明治以降になって，原産地から西周りをして渡来した「旧伝来種」は北上し，東回りをしてきた「新伝来種」は南下をし，長い年月をかけて全国に広まった．そのため，北関東は北上したフリント種と南下した北方型のデント種とフリント種の混交地帯となっていた．

なお，現在，日本で栽培されている品種のほとんどは，雑種第 1 代の雑種強勢利用を目指す交雑種（1 代雑種）であって，旧来の品種はみられなくなっている．

VI-5-4　新しいアジア原産のワキシー種

ワキシーコーン（waxy corn）とよばれるモチ性トウモロコシがある（⇒II-5）．ワキシーコーンは，主にでん粉（ワキシーコーンスターチ）製造の原料とされる．ワキシーコーンスターチの用途については，食品用として膨化性を利用した米菓，また，透明なゲル保存安定性を利用したスープ・ソース・冷凍食品などの粘稠剤・増粘剤・粘度安定剤や加工でん粉の原料などに使われる．ま

た．工業用としては，粘着性・糊液の浸透性を利用した接着剤・繊維のサイジング・紙のコーティングとサイジングなどに広く使用されている．

　ワキシーコーンの歴史は比較的新しく，1908年に中国・上海へ派遣されていた米国の宣教師（J. M. W. Farmham）が，中国で収集したトウモロコシを米国農務省外国種子・植物導入局に送った中から発見されたのが始まりである．元来は遺伝資源収集を目的としたものであったが，その後，第二次世界大戦が始まり，東南アジアからタピオカでん粉の輸入が制限されたため，その代替品確保のために米国で品種改良がなされ，栽培が広まった．

　数千年の歴史をもつトウモロコシは，中国へは1516年に伝来したといわれる．約400年しかトウモロコシの歴史を持たない中国でモチ種が発見されたのは，モチ性穀物は東北アジア・東南アジアで広く利用されるが，西欧社会ではモチ種の物性が一般に好まれず，そのため，モチ性突然変異のトウモロコシがあっても，これを見過ごしてきたことが要因と思われる．

　中国のモチ種の起源については，かって，「トウモロコシは新大陸とは別にチベット東南地域でも栽培化されており，その間，突然変異によりモチ種ができた」という中国学説が出されたことがあったが，現在では否定されている．

VI-5-5　穀類と成分育種

　作物の育種に成分の改良を目的とした「成分育種」という分野がある．穀類作物の成分育種では，栄養価向上，不良成分除去などを目的としての育種が行われている．

　そのうち，たんぱく質については，高たんぱく品種，また，アミノ酸組成では，制限アミノ酸を高める品種の育種がみられる．なお，制限アミノ酸とは，必須アミノ酸のうち，栄養効果を制限するアミノ酸である（⇒Ⅲ-2）．雑穀では飼料として重要なトウモロコシについての成分育種が多く検討されている．

　1960年代，米国で初めてハイリシンコーン（高リシントウモロコシ）品種が開発され，話題となったことがある．このトウモロコシのリシン含量（たんぱく質100g当たり）は，普通種2.0gに対し3.4gと，1.7倍高い品種であった．

　その育種をみると，トウモロコシの主要たんぱく質画分であるグルテリンと

プロラミン（トウモロコシではツェインともいう）のうち（表Ⅲ-2-③），リシン含量がほとんど0に近いプロラミンを減少させ，相対的にグルテリンを主要画分に近づけている．この品種のプロラミン含量は，普通種の約1/2程度である．

　この成分育種の究極は，プロラミン含量を0にすることであり，その場合，アミノ酸組成は主要分画たんぱく質がグルテリンのコメ型になる（表Ⅲ-2-①，③）．この育種をイネ科植物の系統樹（図Ⅱ-①）よりみると，「キビ亜科」種子のプロラミンを減少させ，進化とは反対に，主要分画たんぱく質がグルテリンである「ファルス亜科」種子に向かっており，祖先帰りをしていることになる．

　なお，イネ科植物の種子の分画たんぱく質については，進化によりプロラミンが増加するが，プロラミンは動物の必須アミノ酸：リシンをほとんど含まない（表Ⅲ-2-④）．そのため，進化によるプロラミン増加の理由としては，たんぱく質栄養の面からみると，動物，とくに種子害虫の成長抑制のための手段とも考えられる．

　トウモロコシの高リシン品種の育種については，最近になり，遺伝子組換え技術が使われるようになった．この技術では，分画たんぱく質によるアミノ酸組成の改良ではなく，種子の粒内に遊離リシンを蓄積させる方法によっている．

　穀類の成分育種は，ほかの成分についても行われているが，日本では北海道米の改良に成果がみられている．この目標はコメの主要成分であるでん粉のアミロース含量の低含量化にあった．

　ウルチでん粉は，直鎖状分子のアミロースと分枝状分子のアミロペクチンの2成分から構成されているが，アミロースとアミロペクチンの比率はコメの食味に大きく影響をもたらす．アミロースの比率が高いと硬く，粘りのない米飯になり，低いと軟らかく，粘りのある米飯となる．

　北海道で育種が始まった1970年代には，食味の悪い北海道米のアミロース含量は22%前後で，食味の良いササニシキ，コシヒカリに比べ3〜5%高い状況にあった．育種の成果は開始4年後に出始め，その後，多くのアミロース含量の低い良好食味品種が世に出されている．なお，モチでん粉は，アミロース

が含まれず，アミロペクチンのみから構成される．したがって，ウルチ米の低アミロース化はモチ米を目指すものではない．

雑穀については，元来，モチ性のないヒエについて，ガンマ放射線を用いた突然変異育種法によりモチ性ヒエが岩手大農学部で開発され，2012年，初の品種（長十郎もち）の登録がなされている．

VI-5-6　はったい粉・こがし・香煎

1990年半ばころ，高知で池川町（現，仁淀川町）産の「はったい粉」を購入した（■77）．関東では珍しく，四国・九州地方でみられるトウモロコシの「はったい粉」で，現在でも同地方で売られている．

▶はったい粉

はったい粉は，穀物を焙煎して粉にしたもので，香ばしさがある．古く，穀粉の製法は，穀物を臼に入れ，棒状の竪杵（たてぎね）を用いて粉にしていたので，これをハタキモノとよんでいた．はったい粉は，ハタキコの変化した名称と考えられている．原料として，コメ，オオムギのほか，雑穀ではキビ，シコクビエ，トウモロコシなども使われてきた．

▶こがし

はったい粉は「こがし（焦し）」ともよばれるが，現在では，麦こがしをいう場合が多い．

「こがし」については，天正15年（1597年），豊臣秀吉が京都北野の大茶会の際，洛中・奈良・堺に立てた高札・第二条の話が有名である．そこには，

「一．茶湯執心においては，若党，町人，百姓以下によらず，釜一，つるべ（釣瓶）一，呑物一，茶なきものは，こがしにても不苦候間，提来可申候事」と書かれ，抹茶の代用に「こがし」の持参も可としている．

「こがし」はコメもあり得るが，麦こがしであったと考えられている．なお，この大茶会が，貴族趣味の茶の湯を庶民の野天茶の湯にした始まりといわれている．

▶麦こがし

　麦こがしはオオムギの「こがし」で，西日本では，単にはったい粉とよばれている．原料のオオムギは，栽培地の気候から，関東では玄穀に稃（ふ：籾殻）が密着して離れず，耐寒性が強い皮麦（■50）が，西日本では玄穀から稃が離れやすく耐寒性が弱い裸麦（■51）が使われてきた．なお，そのため「四訂日本食品標準成分表」の麦こがしは，関西風と関東風に分けて収載されていたが，同「五訂・成分表」からは，「関東風はあまり市場に見当たらない」とし，裸ムギを原料にした製品（関西風）が収載されている．麦こがしの利用については，砂糖を混ぜてそのまま粉で，また，湯で練ったりして食べる．

　麦こがしは，江戸時代の文化年間（1804-18年）になると，「麦こがし売り」も登場し，また，神社・寺の門前の茶店でも出されるようになり，一般庶民の嗜好品になった．その名残として，東京・駒込（文京区）にある富士神社の山開き大祭（6月30日〜7月2日）では，平成に入って，地元富士講の人々が「麦こがし」と「麦らくがん」を神社で売るようになったが（■78），数年前に「麦らくがん」のみになった．なお，「江戸名所図会」にも書かれている縁起物の「麦藁蛇」（疫病厄除け）は，神社で授与されているが（■78），江戸時代には，「麦藁蛇」と「麦こがし」は近くの農民が作って売っていた．

　また，江戸時代の麦こがしについて，本草書「本朝食鑑」の「麦粉」をみると，

　「当今，生麦を香しく炒り，麨（いりむぎ）を磨（ひ）き，羅（ふるい）にかけて粉末にし，夏月，冷水を飲むとき，これを加え練って服用している．砂糖を和して食べることもある．衆（みな），このようにすれば，水を飲んでも害がなく，暑気を能く消し，胃の気を助ける」

と書かれており，江戸時代には庶民の夏の食べ物であった．現在の歳時記にも，夏の季語に「麨（はったい）」として，はったい・麦こがし・麦炒粉・こがし・練りこがし・はったい茶などが載っている．

　江戸時代の川柳にある麦こがしには，粉を食べたときの情景の句がみられる．

―問えど答へず口中が麦こがし

―しばし言葉もなかりけり麦こがし

　上2句．口の中が粉でいっぱいで話ができない．

―麦こがし鼻の穴からつむじ風

―むせかえる麦こがし

　諺では，はったい粉として，麦こがしと思われるものがみられる．

―受け口にはったい粉見せな

　受け口の人は，はったい粉を食べるのに便利．たくさん早く食べるので，はったい粉を見せるな．

―はったい粉を落とすとノミがわく

　はったい粉はこぼしやすい．こぼしたら，罰があたる．

▶香　煎

　麦こがしは，香煎ともよばれるが，同名・異物に近い香煎がある．コメ，オオムギなどのはったい粉にシソ・陳皮（ちんぴ：乾燥したミカンなど柑橘類の果皮）・茴香（ういきょう），山椒などの粉を混ぜた「嗜好飲料の素」のようなもので，白湯を入れて飲まれる．現在では，京都の香煎が有名であるが（■79），江戸時代には，東海道の宿場や茶屋におかれていた．また，茶道において香煎が使われるが，茶事の前に待合で客に出される．

▶ツァンパ

　世界では日本と同様に麦こがしを食べる国としてチベットがある．気候が寒冷なチベット高原では，裸ムギが広く栽培されており，ツァンパ（英：tsampa）とよばれる裸ムギの麦こがしが伝統的な主食となっている．バター茶にツァンパを入れて混ぜ，よく練ったものが食べられている．

Ⅵ-5-7　トウモロコシのお化け

　トウモロコシは病菌によって茎や穂に「異様な塊り」ができることが知られている．

▶お化けの正体

　トウモロコシの穂は，時によって上部から直径数 cm の大きな白色のこぶが皮（包葉）（■82）を押しのけて現れる．トウモロコシの栽培が少なかったころは，これを奇異に感じて，色々のトウモロコシのお化け伝説が生まれた．

　江戸時代，弘化 2 年（1845 年）は，春から夏秋にかけて天候不順により雨が多い年で，このお化けが多く発生している．その状況については，次のように記されたものがある．

　「夏より春秋にかけて季候不順にして寒暖定まらず雨がちにて，所々にあやしき玉蜀黍出来たり．或いは長さ尺餘，大さ徑三寸餘（1 寸：3.03 cm），玉は小柑子，栗などの如きあり．又，一茎に玉蜀黍四五集まり，長さ三四寸，大さ徑一寸餘，玉は柄鮫ばかりなるあり，所々にてまのあたり見たり．」

　これらのうち，江戸・芝新橋南大坂町の米屋・田中屋久蔵の信心深い娘の新盆に，庭に植えられていたトウモロコシに蓮の花のようなものが生じ，これが有名となり，おびただしい人出があったといわれ，その錦絵がでたという記事がある．また，同年に鶏の形をしたものも現れたという．

　このお化けは，黒穂病によって葉・節・穂などに発生する黒い粉の胞子が詰まった肥大組織であり，雌穂の絹糸（■82）を通して黒穂菌（くろぼきん・*Ustilago maydis*）に感染し，子房が異常に肥大したものである．当然，黒穂病になると子実は実らず，肥大組織が成熟すると，表面が破れて中の黒い胞子が飛散して病気を蔓延させる．

　欧米では，この胞子はムギ類の黒穂病菌胞子とともに，アレルギー性喘息の原因と考えられ，とくに収穫期の作業をする人に対する危険が大きいとされている．

▶お化けを食べる

　メキシコ特有のトウモロコシの食材に，珍味といわれる「ウイトラコチェ」がある．現地では通常のトウモロコシの 10 倍の価格で取引され，ウイトラコチェと牛肉の価格が同じだという（いずれも重量単位）．

　ウイトラコチェは，日本の「トウモロコシのお化け」そのもので，長い歴史

の中で先住民族は，断面が脳のようになっている未熟のお化けを食材として利用していたという．タコス，ケサディジャ（トルティーヤを使った料理）などのメキシコ料理に使うと，マッシュルームに似た味と香りがするという．スペイン語でウイトラコチェ（Huitlacoche）あるいはクイトラコチェ（Cuitlacoche）とよばれている．ウイトラコチェとはアズテック語のcuitlat（廃物）とcochi（黒）が語源といわれている．

なお，日本では，黒穂菌が関係する食品として，マコモ（マコモタケ）がみられる（⇒Ⅵ-7-2）．

Ⅵ-5-8　四万六千日

毎年，7月10日，東京浅草・浅草寺では四万六千日詣の日で，当日，本尊（聖観音）に参拝すると，四万六千日（約126年）を詣でたと同じ功徳があるとされている．享保年間（1716-36年）に「千日詣」（一千日）から「四万六千日」になったといわれ，江戸年中行事の1つになった．現在では，7月9・10日が四万六千日の縁日になり，大勢の参詣人が訪れ，賑わっている．

浅草寺の四万六千日といえば，今では，ほうずき市が有名であるが，門前の露天では，文化年間（1804-18年）以降，赤トウモロコシ，茶筅と五倍子〔お歯黒に染めるヌルデの若芽・若葉などにアブラムシが寄生して出来る虫癭（ちゅうえい）：虫こぶ〕の粉などが売られていた．

赤トウモロコシは，「雷除け」として買い求められ，天井に挿んでおく風習があった．このトウモロコシは，完熟粒ではなく，野菜として使われている未熟粒のついた穂であった（■80は完熟粒）．

赤トウモロコシが「雷難除け」となったことについては諸説があり，葛飾庄に落雷があったとき，赤トウモロコシを天井に吊るしてあった農家だけが無事であったとか，また，農家が赤トウモロコシを多く作ったが買う人が少なく，浅草の四万六千日に雷除けとして売り出したところ，沢山売れ，これが名物になったなどである．

トウモロコシの俗信に「落雷で火傷をうけ，手の指が離れなかったとき，トウモロコシを火にくべて，その煙を手にかざせば，指が離れる」とか「雷を恐れる人，物事に驚きやすい人は，トウモロコシの藁の粉を白湯で飲ませれば良

い」などがあり，このことが，赤トウモロコシ売りに関係しているものともいわれている．

　明治に入って「赤トウモロコシ屋」はほとんど見られなくなった．そのため，浅草寺では信徒の要望もあって，竹の棒の先に三角形の守護札を挟んだものを「雷除守」として臨時に出したところ，これが評判となり，現在，7月9日・10日の2日間に限って「雷除け札」が授与されている（■81）．

　地方には，いまでも「四万六千日詣とトウモロコシ」の慣習が残っている寺院があり，石川県・金沢市の観音院（本尊：十一面観音）が有名である．毎年，四万六千日詣が旧暦の7月9日に行われ，境内ではトウモロコシが売られている．昔は雷除けとされていたが，祈祷を受けたものを家の軒先に吊るすと，中の実は家族繁栄，家内安全，商売繁昌の功徳があるとされ，また，雌穂の長い毛（⇒Ⅵ-5-9）は，儲け・魔除けに通じるといわれている．

　そのほか，千葉県・松戸市にある松龍寺の四万六千日には，「トウモロコシ市」とよばれて，焼きトウモロコシが販売されている．

Ⅵ-5-9　なんばの毛

　雑穀作物のなかで，漢方生薬に使用されるものにハトムギがある（⇒Ⅵ-6-2）．種子以外には，日本では「なんばの毛」，「南蛮毛」，中国で「玉米鬚」，「玉蜀黍柱頭」，「玉蜀黍蕊」とよばれる漢方生薬がある．ナンバ，ナンバンはトウモロコシの地方名で（⇒Ⅵ-5-1），玉米はトウモロコシの中国名．

　トウモロコシは開花期に，穂全体の雌穂の小花から伸びた絹糸（花柱・柱頭）が束になって包葉の先に抽出する．「なんばの毛」は，糸状の絹糸部分を乾燥したものである（■82）．

　薬効は，利尿・利胆，腎臓病・水腫性脚気などの一般浮腫性疾患などで，高血圧症にも効果があるといわれている．古くより日本では，単一で民間薬として使用され，煎じて飲むと腎臓病，利尿などに利くという言い伝えが各地でみられる（⇒Ⅴ-3-3）．

Ⅵ-5-10　ウイスキー

　ウイスキーは穀物を原料とし，発芽穀物の酵素を利用してでん粉を糖化し，

Ⅵ. 雑穀百話

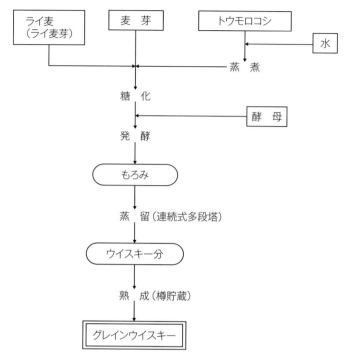

図Ⅵ-5-10-① アメリカンウイスキーとカナディアンウイスキーの製造工程

酵母により発酵させたもろみを蒸留して木樽で貯蔵・熟成させた酒である．
　ウイスキーの主要生産地は，スコットランド，アイルランド，米国，カナダ，日本で，原料・製造法には，それぞれ特徴があり，生産地の名前をつけたウイスキーに，スコッチウイスキー，アイリッシュウイスキー，アメリカンウイスキー，カナディアンウイスキー，ジャパニーズウイスキーなどがある．
　ウイスキーはその原料から，麦芽のみを使用した製品を，モルトウイスキー，麦芽以外にトウモロコシ，ライ麦を使用した製品をグレインウイスキーとよんでいる．トウモロコシを主原料，または一部に使われているアメリカンウイスキー，カナディアンウイスキーは，グレインウイスキーに分類される（図Ⅵ-5-10-①）．

▶アメリカンウイスキー

　モルトウイスキーのスコッチウイスキーやジャパニーズウイスキーは，大麦麦芽を糖化・発酵させ，単式蒸留機で蒸留するのに対し，アメリカンウイスキーは，大麦麦芽を用いてトウモロコシやライ麦を糖化・発酵させ，連続式蒸留機で蒸留した酒であり，アルコール度が高い．

　トウモロコシやライ麦を用いたアメリカンウイスキーには，バーボンウイスキー（■83），ライウイスキー，コーンウイスキーなどがある．

▶バーボンウイスキー

　1789年，ケンタッキーのバプテスト派牧師エライジャ・クレイグ（Elijah Craig）が，トウモロコシを主原料としたウイスキーをつくったのが，バーボンウイスキーの始まりといわれている．1789年はジョージ・ワシントンがアメリカ合衆国の初代大統領に就任した年でもある．

●**名前の由来**：ウイスキーの名前は，ケンタッキー州北部のバーボン郡でつくられたことに由来する．この地はフランスからの入植者が多く，アメリカ独立戦争の際，ルイ16世がアメリカを援助したことに感謝し，1785年，ブルボン王朝の「Bourbon」を郡名にした．なお，現在のバーボン郡は境界が変更され，かっての場所と違い，アルコール飲料はつくられていない．

●**バーボンウイスキーの定義**：現在，米国ではストレートバーボンウイスキーとブレンデッドバーボンウイスキーが，日本ではストレートバーボンウイスキーが広く飲まれている．

　米国のウイスキーは，連邦アルコール法の規制によってつくられているが，ストレートバーボンウイスキーについては，次の条件を満たす必要がある．

① 原料に51％以上のトウモロコシを使う（残りはライ麦と大麦麦芽）．
② アルコール度40度，80度未満で蒸留．
③ 木樽は内側を焦がした新しいオーク樽で，アルコール度40度以上，62.5度で2年間以上熟成．

●**特　性**：アメリカンウイスキーはその製法から，スコッチウイスキーやアイリッシュウイスキーに比べ，ソフトで飲みやすい．とくにバーボンウイスキー

は，内側を強く焦がした新樽に貯蔵するので，色が濃く（着色料のカラメルは禁止），また，フレーバーでは，大麦麦芽の焙燥初期に泥炭（ピート）を焚くスコッチウイスキーのような燻煙香ではなく，煙香が強い．

VI-5-11　スナック菓子

スナック（snach）の語源は，中世オランダ語で「気軽にたべられるもの」，「食事の間につまむもの」の意味を持つスナッケン（snacken）といわれている．

スナック菓子は，簡便で嗜好性をもつ，あっさりとした風味の軽食的な菓子で，ポテト系，コーン系，コムギ系，ライス系がある．トウモロコシを原料としたコーン系のスナック菓子には，ポップコーン，フライ，コーンパフなどの製品がある．

▶ポップコーン

トウモロコシの特性を活かした馴染みの深いスナックで，ポップ種（⇒Ⅱ-5）にパーム油，色素，香料，食塩を加え，加熱して爆裂させたものと，爆裂させたのちパーム油，色素，香料，食塩を加えたものがある（■84）．家庭製菓用として，アルミパックしたものがみられる（■85）．

▶フライスナック

ジャイアントコーンがよく知られている．全粒を水に浸漬後，パーム油などでフライし，食塩で味付けしたもので，原料のトウモロコシは，ペルー原産・ソフト種（⇒Ⅱ-5）の大粒品種：クスコ（Cusco）が用いられている（■86）．

▶膨化スナック

膨化食品に属するスナックで，製造機の製法の違いにより各種の製品がみられるが，膨化によって原料の水分が蒸発し，多孔質構造となる．

初めての膨化スナックは，いわゆる「ポン菓子」で，1901年（明治34年）に米国・ミネソタ大学の研究者が開発した．製造には穀類膨脹機が使われ，原料を密閉容器の中で加熱・加圧したのち，急激に常圧にし，水分の瞬間的な蒸

発により原料を膨化させる．

　図Ⅵ-5-11-①は，膨化製法開発 3 年後の 1904 年，米国・セントルイスで開かれた万国博覧会で，クエーカーオーツカンパニーが新しい膨化製品（パフシリアル）製造のデモンストレーションを示した絵である．アメリカ・スペイン戦争（1898 年）で使った大砲にコメを詰め，砲口を密閉しガスオーブンで砲身を回転・加熱後，一気に栓を除き，大砲からコメが大音響とともに膨化・発射された光景が描かれている．

　現在，一般にはコメの製品が多いが，トウモロコシの製品もみられる（■87）．

　近年になり，コーングリッツ（粗挽きトウモロコシ，■88）をエクストルーダー（加圧押出し機）により連続的に押出した膨化スナックが多くみられるようになった（■89）．

　これらの製品は，原料に少量の水を加え，エクストルーダーの超高圧で約 140℃に溶けたものを細いノズルから連続的に押出し，瞬間的に水分を蒸発させ，膨化したものを（体積はもとの 10 数倍になる），高速のカッターで切断し，乾燥・味付けしたものである．

　なお，昭和 43 年（1968 年）7 月に発売されたエクストルーダーによる代表

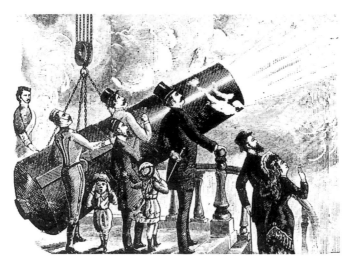

図Ⅵ-5-11-①　大砲から発射されたコメ（Simpson and Ogorzaly, 1995 より）

的なコーンスナック「カール」（■89，下）はポテト系スナックに押され，平成29年（2017年）8月に中部以東の販売が中止された．

VI-5-12　諺・俗信

—雷除けにはトウモロコシの皮を焼くとよい

—雷を恐れる人，物事に驚きやすい人は，トウモロコシの藁の粉を白湯で飲ませれば良い（⇒VI-5-8）

—玄関の前にトウモロコシを吊るしておけば魔除けになる

—月夜にトウモロコシを蒔くと虫がつく

　月夜に害虫，害獣がでて活躍するので，月のない時期に種を蒔くのがよい．

—トウモロコシ一俵米一斗

　畑作農民が盆・正月用などの飯米用に，トウモロコシ一俵（3斗）とコメ1斗を物々交換したことで，斗は容積を量る単位（1斗：約18l）．

—トウモロコシの毛を煎じて飲むと風邪を引かない（⇒VI-5-9）

—トウモロコシの毛を煎じて飲むと腎臓病，利尿に効く（⇒VI-5-9）

—トウモロコシの根，北にさすは豊年

—トウモロコシの高い節から根の下がる年は暴風が吹く

—トウモロコシの丈が高く伸びる年は大雪

—トウモロコシの実の筒ができた頃には子ダヌキは親ダヌキになっている（伊予・土佐地方）

　山村の猟師の諺

—トウモロコシの根が高くでるとその年は大水がでる

—トウモロコシを食べ過ぎるとできものができ，治らない

—トウモロコシを横ぐわえにする

　横に口が大きいこと．

—日陰のトウモロコシ

　日陰に育ったトウモロコシで，弱々しいものを嘲る言葉．

—落雷で火傷をうけ，手の指が離れなかったとき，トウモロコシを火にくべて，その煙を手にかざせば，指が離れる（⇒VI-5-8）

Ⅵ-6　ハトムギ

ポートレートⅡ　■90

Ⅵ-6-1 ハトムギとヨブの涙

　現在使われている標準和名のハトムギは，江戸時代にはヨクイ（薏苡），トウムギ，チョウセンムギ，シコクムギなどとよばれていた．明治時代になって，これら呼び名の総称としてハトムギとよぶようになった．ハトムギの漢名については，学会などでは薏苡としているが，これをハトムギと読ませるには，玉蜀黍をトウモロコシと読ませるよりも無理がある．

　ハトムギは鳩麦とも書かれるが，その語源としては，地方名の八斗麦（はっとむぎ）によるという説が有力である．「斗」は穀物や酒などの容量を計る単位（1斗：18 l）であるが，八斗麦は多収の麦という意味をもっている．なお，中国由来の薏苡（ヨクイ）の意味については，古くより中国でも諸説があって定かではない．

　ハトムギの英名には Job's tears と adlay が使われる．Job's tears は，初めはジュズダマのことであったが，ハトムギが知られようになると，ハトムギも Job's tears と呼ぶようになった．現在でも，ジュズダマとハトムギは Job's tears とよばれ，この英名からは両者の区別は難しい．そのため，ハトムギをフィリピン由来の英名 adlay，ジュズダマを Job's tears とする呼び方も行われている．

　Job's tears はヨブの涙のことである．ヨブは旧約聖書の「ヨブ記」に書かれている人物で，家族や財産喪失，病気などの過酷な試練に耐え，神への信仰を貫いた義人とされている．その名は，光沢のある殻（総包）に包まれた種子（■21）が，ヨブが神を仰いで流した涙のような形をしているところから付けられたといわれている．

　ハトムギは一年生草本で，野生植物で多年生草本のジュズダマの変種とされている．学名はジュズダマが *Coix lacryma-jobi*，ハトムギが *Coix lacryma-jobi* var. *frumentacea* であり，属名の *Coix* は「アフリカ産のヤシ科・ドームヤシ属植物の一種」のギリシャ古名という説と「ジュズダマ」という説がある．種名の *lacryma-jobi* は「ヨブの涙」，変種名の *frumentacea* は「穀物を生ずる」との意味をもつ．

学名の命名者は，ジュズダマはスウェーデンの有名な博物学者であるカール・フォン・リンネ（1707-78年）で，ハトムギは日本の有名な植物学者である牧野富太郎（1862-1957年）である．

Ⅵ-6-2 ハトムギは漢方生薬

農林水産省は1981年度よりコメの過剰生産のための水田利用再編対策を実施し，その転用作物の1つとして，ハトムギが指定された．そのため，ハトムギが各地で栽培され，その名が全国的に広く知られるようになり，また，各種の利用法が検討された．それ以前の日本ではほとんどが薬用で，食用としては利用されていない雑穀であった．

古くより，本草（⇒Ⅴ）では殻（総包）を除いたハトムギ（玄穀）をヨクイニン（薏苡仁）とよび，その粉末をヨクイニン末の名で漢方生薬として使われてきた．漢方処方用薬では，消炎・利尿・鎮痛・滋養強壮作用，むくみ，関節や筋肉の痛みに改善があるとし，薬方（薬の処方）に配合され，また，民間薬ではイボ・皮膚のあれなどの解消に使用されている（⇒Ⅴ-3-4）．

近年，食用としてのハトムギは，健康志向の雑穀として使用されるようになってきた．しかしながら，精白粒の栄養成分については，雑穀（精白粒）の中では，食物繊維，無機質，ビタミンなど，特異的に低含量のものが多く，精白米と比べても多くの成分の栄養価は低い（⇒Ⅲ）．

一方，ハトムギの安全性・有効性については，いくつかの問題点が指摘されており，国立健康・栄養研究所のウエブサイトでは，ハトムギの安全性・有効性ついて，以下のように記されている．

▶**安全性**

子宮収縮を促進する可能性があるため，妊娠中は使用を避ける．

授乳中の安全性については十分な情報が見当たらないため，使用をさける．

▶**有効性**

食品素材として利用する場合のヒトの有効性については，信頼できる十分なデータは見当たらない．

日常食べる穀類について，ハトムギ以外には生薬になるものは見当たらない．薬には必ず安全性の問題が伴うので，ハトムギについても，漢方生薬でもあることを考え，食用としては多量に摂取しないなどの配慮が必要と思われる．

Ⅵ-6-3　薏苡仁糖（よくいにんとう）

熊本県・八代市には，ハトムギの穀粒（薏苡仁，■22）を原料とした銘菓の「薏苡仁糖」とよばれる「おこし」があった（■90）．

銘菓の由来は，寛永9年（1632年），肥後領主に細川忠利がなると，父・細川忠興（三斎）は松江城（八代城）を隠居所としたが，三斎は茶人でもあり，加藤清正が朝鮮より持ち帰ったハトムギが良き生薬であることを知り，初代菱屋清乃丞に菓子の製造を免許したのが始まりといわれる．以後，三斎流の茶の湯の席に縁高の菓子器に盛って出すようになったという．薬効と京都趣味を同時に賞味できる菓子である．

寛永17年（1640年），細川忠利に客分として招かれた剣豪・宮本武蔵は，ハトムギが気に入り，自らこの菓子をつくって，武人らしく「仁」の字を「忍」に変えて「薏苡忍糖」と名づけ，また，「薏苡仁酒」までもつくったという．

ハトムギ（薏苡）はチョウセンムギともいうが（⇒Ⅵ-6-1），古くより原料のハトムギは，朝鮮から輸入されており，明治36年（1901年）に国産のハトムギを使うようになったという．中国からハトムギが栽培用として日本に渡来したのは享保年間（1716-36年）といわれているので，それより約80年以前から薏苡仁糖はつくられていたことになる．

■90の薏苡仁糖は2006年の撮影で，現在，この製品は製造中止となっているが，最近，八代に銘菓「薏苡仁糖」復活プロジェクト委員会が発足したということである．

VI-7　ワイルドライス

ポートレートⅡ　■91～94

VI-7-1　マコモ・ササ・タケ回想

　第二次世界大戦後，栄養成分分野の研究は，ビタミンからアミノ酸の時代になり，1960年代には，食物種子（穀類・豆類・種実類など）のアミノ酸組成のテーマに取組んでいた．

　その結果，イネ科穀類のアミノ酸組成はコメ型・ムギ型とキビ型に分かれ，各型のアミノ酸組成の特徴は，イネ科の植物分類上の「亜科」と関係のあることが推定された（⇒Ⅲ-3）．そのため，イネ科の野生植物種子のアミノ酸組成を検討することになり，イネの属する「ファルス亜科」の種子では，マコモ，タケ・ササ類などを探していた．

　これらのうち，マコモ（多年生草本）はワイルドライス（一年生草本）と同じ「マコモ属」に分類される沼沢植物である．種子は中国では菰米（グウミイ）とよばれて食べられていたが，日本でも江戸時代頃まで，菰米（コモマイ）とよび食用にされていた．

　マコモは，10月頃と記憶しているが，千葉県・手賀沼で採取したが，岸の手前にヨシ，その向こうの水辺にマコモの群落があり，種子は穂から脱落しやすく，採集は群落の中にボートを漕ぎ入れ，床にシートを敷き，その上に籾をふるい落した．後で知ったが，米国の先住民がワイルドライスを湖沼で採集する際も，カヌーに乗っての同じ方法であった．

　マコモの種子はワイルドライス（■34）を小さくした形だが，幅が狭い（■91：手賀沼での採取種子）．

　ササはチシマザサ（別名：ネマガリダケ）であったが，8月中旬，栃木県・那須温泉近くで採集した．その際，付近一面はチシマザサの枯れ野原であった．稃を除いた種子は，オオムギと同様な形と大きさをしている．

　タケはモウソウチクを検討したが，モウソウチクはササのように一斉に枯れず，琵琶湖畔で枯れた一本全部の稃の付いた種子を知人から送って貰った．硬い稃を除いた種子は，タケの大きさに反してマコモより一回り小さく，両端が尖った形をしており，タケ一本からわずか数gしか採れなかった．

これら3種のアミノ酸組成は，いずれもコメと同様のパターンを示し，野生種子でも「ファルス亜科」のアミノ酸組成は同様であることを解明できた．

また，当時，ようやく米国から入手した市販ワイルドライスも，同様のアミノ酸組成を示した．その際，その種子の栽培を試みたが，発芽は失敗した．その原因は後で分かったが，ワイルドライスの種子は，採取直後，水中に貯えずに2～3日以上乾燥すると発芽力を失うということにあった．

これらの種子のうち，ササの実は野麦ともよばれるが，そのアミノ酸組成からみて，コメと同様に良質なたんぱく質が含まれることが分かった．或る年，ササは一斉に花が咲き，枯れて実ができ，その際，野ネズミが大発生するといわれている．その要因は，栄養豊富な実を十分に食べたことによると思われ，もし，毎年収穫できれば，重要な穀類になっていたかも知れない．

Ⅵ-7-2　マコモの茎葉

マコモは古くから，種子は菰米（⇒Ⅵ-7-1），茎葉は生活材料として神仏の祭事用（茅の輪，盆ござなど）などに使われてきた．また，菌癭（きんえい：黒穂病による肥大した花茎）は，野菜のマコモ（マコモタケ），その胞子（マコモズミ）は顔料などに利用されている．

▶マコモ（マコモタケ）

中国では茭白また茭笋，菰手などとよばれている野菜で，中国料理に使われるが，日本ではマコモ，マコモタケ，またマコモダケとよばれ，休耕水田などで栽培されるようになり，市場でも売られている

花茎の先端が黒穂菌（*Ustilago esculenta*）に感染し，花茎の根本部分が異常肥大したものである（■92,93）．食用とする未熟肥大茎は，径3～4 cm，長さ約25 cmで，アスパラガスとたけのこの間のような味と食感がする．収穫適期がばらばらなので，収穫期が遅れると中に黒い胞子が作られ商品にならない．

黒穂菌の属名の*Ustilago*は「焼いた・焦げた」，種名の*esculenta*は「食用の」という意味で，学名でも病菌ではなく，有用菌として扱われている．命名者は，ドイツの菌類学・植物学者：ヘニングス（Paul Christoph Hennings,

1841-1908年）で，1895年，仏印（現，ベトナム）ハノイの市場で黒穂菌による食用のマコモをみつけ，命名したといわれている..

黒穂菌が関係する食品としては，トウモロコシに *Ustilago maydis* が感染したメキシコのウイトラコチェがある（⇒Ⅵ-5-7）.

▶マコモズミ

日本で各地にみられる野生のマコモは，植物学的には中国のマコモと同種であるが，黒穂菌に冒されても茎は肥大せず，未熟の花茎は野菜のマコモのように食用にはならない．

完熟したものは，中に多くの濃いセピア色の胞子ができる．これを乾燥したものが，マコモズミ，またマコモノネズミ，コモクラなどと呼ばれ，市販されており，自生と栽培ものがある（■94）．その利用は，漢方生薬（熱冷まし）として使われるほか，中の胞子が漆器の黒い顔料として使われることが多い．また，古くは，絵の具，ゴマ油と練って眉墨などにも利用されていた．

漆器の顔料としては，渋みのある「古色づけ」として神奈川県の鎌倉彫で使われる．その工程は，彫りの終わった鎌倉彫に漆を何層にも塗り重ね，最後の上塗りの朱漆があるていど乾燥した表面に，黒穂胞子を刷毛で撒きつける．表面に露出している胞子を削り取るように研磨してから生漆を塗り，漆器が完成する．現在の技法は，明治初期に鎌倉の仏師後藤斎宮によって開発されたという．今では，他の漆器産地にも，マコモズミの利用が広まっている．

また，東京浅草の浅草寺・仲見世通りに，革細工店（財布・物入れなどを扱う）があるが，これらの革細工製品は，白い牛革に絵柄・模様などを型押しした後，彩色をし，表面に漆を塗り，仕上げにマコモズミの粉をふり，色を塗らない部分に，古美と呼ぶ茶色のマコモズミの色が入ったものである．

なお，胞子を多量に吸うと，トウモロコシの黒穂病菌胞子のようなアレルギー性喘息などになる恐れがあるので注意が必要である．鎌倉彫の作業で，過敏性肺炎になった例もみられる（⇒Ⅵ-5-7）．

付．日本における雑穀栽培事情（1896・1946年）

　昭和26年（1951年），農林省農業改良局研究部から農業改良技術資料第7号として「日本に於ける雑穀栽培事情」が出版されている．資料は終戦の翌年（1946年）に発表された結果を訂正，整理したものである

　内容は，アワ，ヒエ，キビ，モロコシ，トウモロコシ，ソバ，ゴマについて，A. 緒言，B. 統計，C. 品種，E. 環境要素，F. 栽培法，G. 病害虫，H. 加工，I. 利用，J. 栽培理由，K. 将来の見通しの各項目について400頁に亘って書かれたものである．

　当時の雑穀事情を知る貴重な資料と思われるので，ソバ，ゴマを除いた雑穀について，緒言の中の「重要性」と統計の中の「栽培面積図」（注：100町歩＝約99.2ヘクタール）を示した．

　これらの資料をみると，「過去・現在・未来の雑穀事情」について，種々，思いを巡らすことができるものと考え，「重要性」ついては全文を原文のまま記すこととした．

▶ア　ワ（粟）

●重要性
　「粟は山村の食糧作物として重要である．我国民食糧の主体は米で，水田のない地帯では陸稲を栽培するが，陸稲は旱魃に弱い．山村の畑は水利悪く，時として旱魃の恐れも多いので，この様な地帯では依然として粟が稗・黍・甘藷・玉蜀黍等と共に選ばれる．粟は甘味があるために粟のみを主食とすることは国民の嗜好に適さないが，少量を混炊としたり，餅として変化の少ない山村の食生活を賑わす．又粟の茎稈は家畜の飼料に好適である．」

●栽培面積
　1896年，1906年，1916年，1926年，1936年，1946年の面積図が載っているが，1896年と1946年の面積図を示した（付.1,2）．栽培面積は減少の一途

付．日本における雑穀栽培事情（1896・1946 年）

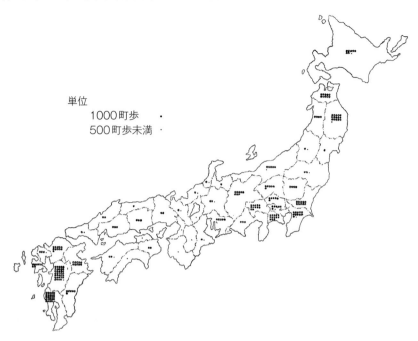

付．1　アワ府県別栽培面積（1896 年）

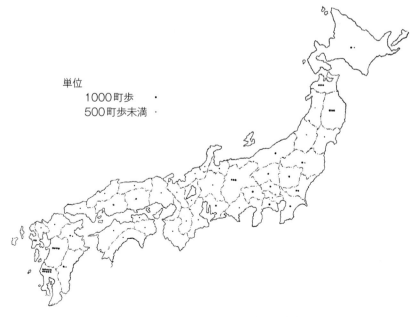

付．2　アワ府県別栽培面積（1946 年）

をたどり，とくに関東の減少は「水稲・玉蜀黍・燕麦・桑・甘藷・馬鈴薯・大豆の普及による．」としている．

▶ヒ　エ（稗）

●**重要性**

「稗は冷涼地帯に重んぜられ，山間冷涼地及び冷水の流入する地帯では，水稲が不利で稗なら相当に収量が得られるから，こんな地帯に欠くことの出来ず，尚発芽当時を除くと耐旱性が強いから，旱魃地の食糧補給としても栽られている．又種子，稈，共に蛋白，脂肪含量が多く，家畜特に馬の飼料として重要で，味噌，醤油の加工用にも有望である．晩播でも減収尠く種子の保存期間が長い点，及び耐湿並に耐冷性の大きい点から備荒作物として挙げられてきた．瘦薄地でも相当収量があり，耐虫性の大きい点も有利な特徴である．」

●**栽培面積**

1896年と1946年の面積図が載っているので，両年の面積図を示した（**付.3,4**）．

栽培面積は減少し，その要因として「甘藷・馬鈴薯・水稲・陸稲等が進出した為と思われる．又精白難という点は稗の増産にとって大きな弱点である．」としている．

付．日本における雑穀栽培事情（1896・1946 年）

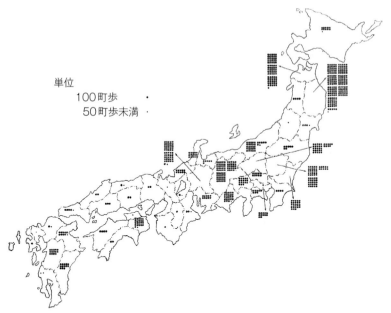

付．3　ヒエ府県別栽培面積（1896 年）

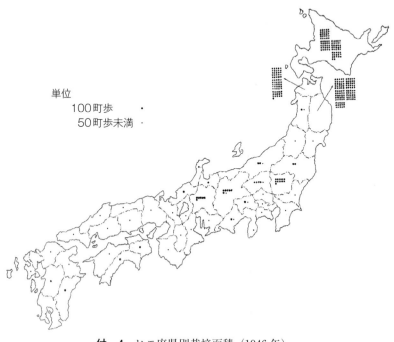

付．4　ヒエ府県別栽培面積（1946 年）

▶キ　ビ（黍）

●**重要性**

　「耐旱性の大なることは粟と同様であるが，粟よりも生育期間が短いために栽培可能の緯度並に標高の極限は粟より高く，又晩播も可能である．これ等特殊の優点を持つので，高冷地，寒地，旱魃地，災害の多い処など他作物の栽培不利の場合に黍が尚有利の事が尠くない．従ってかかる地帯並びに場合には黍は必要で欠く事の出来ない作物であり，重要な食糧であり，此の様な不良環境には黍が取入れられ，その栽培面積は比較的安定して他の雑穀に比し増減が少ない．併し乍ら概して云えば黍は特殊の局地にとっては重要な作物であるが，全体としての重要性は低い．」

●**栽培面積**

　1946年の面積図が載っている（**付.5**）．栽培面積は「本州での減少が著しく，陸稲，甘藷，桑等の作物に転向し，黍でなければ生育不良な環境地帯のみが残った結果と考える．」としている．

▶モロコシ（蜀黍）

●**重要性**

　「蜀黍として栽培される中には，蜀黍，箒蜀黍，砂糖蜀黍の三種を含む．その主なものは蜀黍であるが，三者の区別は統計上は区別されていないので明瞭でない．之等は北海道より九州に至る迄全国各県に栽培があるが，県別に見てその最大のものは500町歩内外である点からしても作物としての重要性は現在低い．唯この作物の特性として乾燥に強く，一時的の水湿にも耐え，且つ生育期間も短いので，他の作物の栽培に不利な環境に迄栽培可能となり，そのため食糧や飼料の情勢が悪化した最近10年間は栽培が増加している．府県別の報告によれば，この作物の将来性については，現状維持が多く，次いで若干の県で飼料作物として幾分の増加が見込まれている．但し昭和10～20年を見ても満州より2～12万トンを輸入していたから，蜀黍の需要がない訳でなく，之等を補う意味で栽培は増加を要請されるものと推定される．」

付．日本における雑穀栽培事情（1896・1946年）

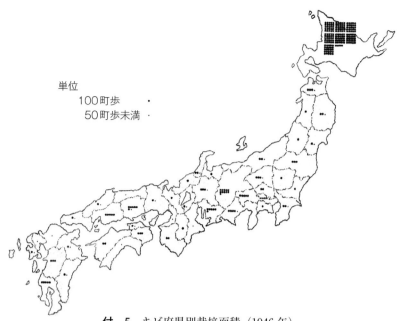

付．5　キビ府県別栽培面積（1946年）

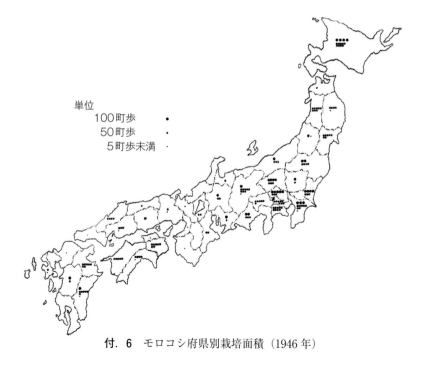

付．6　モロコシ府県別栽培面積（1946年）

●栽培面積

1946年の面積図が載っている（**付.6**）．

▶トウモロコシ（玉蜀黍）

●重要性

「玉蜀黍は世界に於いて麦類に次いで多く栽られる重要農作物であるが，我国では従来重要視されていない．酪農と関聯して飼料作物として発展するのが世界に於ける常道であるが，この例は我国では北海道に於いて見受けるに過ぎず，その他の地方は主として山間で，陸稲では生育機関が短か過ぎたり，旱魃の危険の多い場合に玉蜀黍が主食として栽培される．そして我国に比較的盛んな養鶏飼料としての玉蜀黍は輸入に従っていた量が多い．近時営農研究が盛んとなり，有畜農業がまじめに採り上げられるに及んで，飼料として子実，青刈共に漸次重要視される傾向にある．」

●栽培面積

1916年と1946年の面積図が載っているが，未成熟（野菜用）も示された1946年の面積図を示した（**付.7**）．

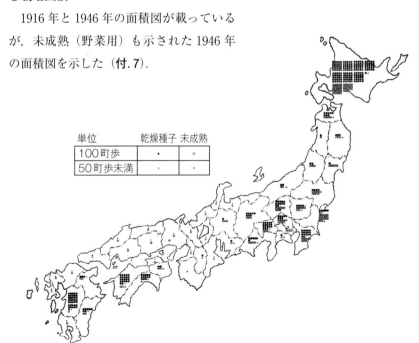

付.7　トウモロコシ府県別栽培面積（1946年）

主な参考文献

Inglett, G. E.：杉山産業化学研究所・訳：とうもろこし―栽培・加工・製品―．杉山産業化学研究所，1976．

大谷　彰：中国の酒．柴田書店，1974．

小野蘭山：重訂本草綱目啓蒙．復刻日本科学古典全書 9，朝日新聞社，1978．

小原哲二郎：雑穀―その科学と利用―．樹村房，1981．

河合初子・山口裕文：雑穀祖先，イネ科雑草の種子を食べる．山口裕文・河瀬眞琴編：雑穀の自然史．北海道大学図書刊行会，2003．

菊池一徳：トウモロコシの生産と利用．光琳，1987．

菊池貴一郎：絵本江戸風俗往来．鈴木棠三編：東洋文庫，平凡社，1965．

木俣美樹男：雑穀の栽培と調理．佐々木高明・松山利夫編：畑作文化の誕生．日本放送出版協会，1988．

黒宮武雄・中根　壽：農業初歩　巻之上．集英堂，1886．

小泉袈裟勝：単位の起源事典．東京書籍株式会社，1992．

厚生労働省：日本人の食事摂取基準（2015 年版）．2014．

厚生労働省：平成 26 年国民健康・栄養調査報告．2016．

国分牧衛：新訂食用作物．養賢堂，2010．

越谷吾山：物類称呼．生活の古典双書 17，八坂書房，1976．

斎藤月岑：江戸名所図会．日本図会全集第 2 回，吉川弘文館・第 3 回，第 4 回，日本随筆大成刊行会，1928．

Sakamoto, S.：Origin and dispersal of common millet and foxtail millet. JARQ, 21：84-89, 1987.

阪本寧男：雑穀のきた道．日本放送出版協会，1988．

阪本寧男：モチの文化誌．中公新書，中央公論社，1989．

下田吉人：野草と栄養．大雅堂，1944．

尚学図書編：故事・俗信ことわざ大事典．小学館，1985．

神社司廰：古事類苑　飲食部（普及版）．吉川弘文館，1980．

神社司廰：古事類苑　植物部．吉川弘文館，1971．

Simpson, B. B. & Ogorzaly, M. C.：Economic Botany：Plants in Our World. McGraw-Hill, Inc., 1995.

鈴木眞海訳：新註校定国譯本草綱目　第七冊．春陽堂書店，1975．

鈴木棠三：日本俗信辞典．角川書店，1982．

杉田浩一・平　宏和・田島　眞・安井明美編：新版　日本食品大事典．医歯薬出版，2017．

主な参考文献

宗田　一：健康と病の民族誌．健友館，1984．
平　宏和：穀類のアミノ酸組成について．食糧，第 8 号，1965．
平　宏和：穀類の脂質含量と脂肪酸組成の変動要因．化学と生物，第 27 巻・第 3 号，1984．
平　宏和：雑穀のアミノ酸組成と脂肪酸組成．山口裕文・河瀬眞琴編：雑穀の自然史．北海道大学図書刊行会，2003．
辰巳　洋：薬膳素材辞典．源草社，2016．
舘岡亜緒：イネ科植物の解説．明文堂，1959．
Dendy, A, V., Ed. : Sorghum and Millets: Chemistry and Technology, American Association of Cereal Chemists, Inc. Minnesota, USA , 1995.
徳川宗賢編：日本の方言地図．中公新書，中央公論社，1979．
なにゃとやら編集委員会：なにゃとやら—岩手県北地方の伝統食を探る—．熊谷印刷出版部，1983．
永井威三郎：実験作物栽培各論・第 1 巻．養賢堂，1949．
難波恒雄：原色和漢薬図鑑（上）・（下）．保育社，1980．
日本植物友の会篇：日本植物方言集（草木類篇）．八坂書房，1972．
日本豆類基金協会：東北地方における豆類．雑穀類の郷土食慣行調査報告，財団法人日本豆類基金協会，1982．
農林省統計調査部編：農作物の地方名，農林統計協会，1951．
農林省農業改良局研究部：日本に於ける雑穀栽培事情．農業改良技術資料第 7 号，1951．
野本寛一：焼畑民俗文化論．雄山閣，1983．
人見必大：本朝食鑑　1．島田勇雄訳注：東洋文庫，平凡社，1976．
日野　巌：植物怪異伝説新考．有明書房，1978．
平出鏗二郎：東京風俗志（復刻版）．原書房，1968．
古川瑞昌：ハトムギの効用．六月社，1963．
古川瑞昌：餅の博物誌．東京書房社，1972．
Hulse, J. H., Laing, E. M. & Pearson, O. E. : Sorghum and Millets:Their Composition and Nutritive Value. Academic Press, New York, USA , 1980.
米国陸軍省編：米陸軍サバイバル全書（三島瑞穂監訳・鄭　仁和訳）．並木書房，2002．
星　克美編：村のことわざ事典．富民協会，1978．
星川清親：新編食用作物．養賢堂，1989．
原田久也監修：種子生理生化学研究会編：種子の科学とバイオテクノロジー．学会出版センター，2009．
原田幸雄：キノコとカビの生物学．中公新書，中央公論社，1993．
増田昭子：雑穀の社会史．吉川弘文館，2001．

増子和光：円蔵寺と粟饅頭．大法輪，第 51 巻・第 11 号，1984．
文部科学省 科学技術・学術審議会 資源調査分科会：日本食品標準成分表 2015 年版（七訂）．全国官報販売協同組合，2015．
矢野　佐：植物用語小辞典．ニュー・サイエンス社，1976．
山口孫治郎：自然暦（生活の古典双書 4）．八坂書房，1972．
横浜薬科大学編：漢方薬膳学．万来舎，2014．
陸軍獣医学校研究部：食べられる野草．毎日新聞社，1943．
渡辺信一郎：江戸川柳飲食事典．東京堂出版，1996．

おわりに

　雑穀に初めて出会ったのは，第二次世界大戦中で，母親が食料の買出しに行き，保谷（現，西東京市）の農家から入手したアワ餅だったと記憶している．アワ10割の餅だったので，現在のアワ餅より灰色で，焼くと膨れるが，食感はボソッとしていた．

　大戦後，雑穀との付合いは，先ず，家庭菜園でのモロコシ（コウリャン）の栽培，次いで，1950年，食糧庁食糧研究所（現 国立研究開発法人 農業・食品産業技術総合研究機構，食品研究部門）に入所し，同年公表の初版「日本食品標準成分表」の穀類の編集手伝いを命ぜられ，約半年間，コメ，ムギ類のほか，アワ，ヒエ，キビ，モロコシ，トウモロコシなどの雑穀の成分値のデータ集めを業務としたことである．雑穀の知識については，雑穀の専門家であられた小原哲二郎先生から色々とお教えを戴いた．なお，先生に知らされて入手した農林省（現，農林水産省）公表の資料：「日本に於ける雑穀栽培事情（1951年）」が，紙が黄色くなって手元に残っている．この資料は埋もれてしまうのが惜しいので，一部を本書に掲載することにした．

　入所後の約40年間は，「穀類の化学成分の変動要因」の研究と「日本食品標準成分表」の改訂に携わった．雑穀については，米の増産が進むにつれ，その生産は減少し，これを研究する人もほとんどいなくなった．1982年に公表された「四訂日本食品標準成分表」の改訂作業では，雑穀を削除する意見が出され，これに強く反対したことを今でも覚えている．

　時は変わり，健康志向食品としての雑穀に脚光が浴びる時代になった．しかし，雑穀のことを思うと，その本質を知り，雑穀と関わりのある文化を知ることも必要と考えていた．

　そのような時，錦房株式会社　竹内大社長の後押しもあって，手元にある書物・資料などを参考に，また，撮りためた写真も載せた本を書くことになった．

　書き終えてみると，整理が行届いてない雑然とした雑穀の本になった．その要因は，筆者の頭の中にある雑穀倉庫の雑な保管状態にあることに気が付い

おわりに

た．一方，そのため，本書は何処からでも気に入った保管雑穀物品を引き出して読むことができると思うし，また，そのように読んでいただければ幸と感じている．

なお，本書の「雑穀と本草」の執筆については，帝京平成大学王暁明博士の協力をいただいた．また，本書で述べた筆者の雑穀を含む穀類の研究と研究試料・写真用試料の入手では，多くの方々に大変お世話になった．この機会に，厚く御礼を申し上げる．

索　引

ポートレートⅠ　ⅲ～ｘ　　ポートレートⅡ　41～57

欧文

Adlay　ⅶ,101
broom corn　83
broom sorghum　83
Bulrush millet　ⅸ
Common millet　ⅳ
cone　86
Corn　ⅵ,86
Cuitlacoche　94
Finger millet　ⅷ
Foxtail millet　ⅲ
Huitlacoche　94
Indian corn　86
ingera　9
Italian millet　ⅲ
Japanese barnyard millet　ⅳ
Job's tears　ⅶ,101
kaoliang　82
Kodo millet　ｘ
Maize　ⅵ,86
millet　1,11
milo　81,82
Miscellaneous cereals　70
Pearl millet　ⅸ
Proso millet　ⅳ
Ragi　ⅷ
rice grain　53
rice plant　53
snach　98
Sorghum　ⅴ,81
Teff　ⅸ
tsampa　92
waxy corn　87
Wild rice　ｘ

あ

アイスクリーム　49
青木昆陽　61
赤トウモロコシ　49,94
秋田諸越　83
芥川龍之介　60
麻　44
小豆　44
あずき落雁　47
アミノ酸スコア　13
アミノ酸組成　15
アミロース　89
アミロペクチン　89
アメリカマコモ　ｘ
アメリカンウイスキー　97
アルブミン　16
アレルギー性喘息　93,106
アワ　ⅲ,3,41,53
　　──の古代飴　41
　　──の脂肪酸組成　55
　　──餅　78
　　──（雑穀栽培事情）　107
粟飴　41,63
粟おこし　41,64
アワ粥　33,41
　　──レシピ　34
粟求肥　42,64
粟ぜんざい　42,64
粟大福　42,64
粟漬　43,66
粟の古代飴　64
粟麩　43,66
粟饅頭　42,65
粟蒸し　66
粟餅　42,65
泡盛　26

索　引

粟羊羹　*42*, 65

い

イソロイシン　13
一元的健康観　31
イチゴツナギ亜科　57
イチゴツナギ亜科種子　16
稲　29
　　──（インド型）　*44*
　　──（日本型）　*44*
イネ科植物の系統樹　2
いりごめ　72
インジェラ　9
インド型米　72
医（薬）食同源　27, 30

う

ウイスキー　95
ウイトラコチェ　93

え

栄養成分　11
栄養成分値　11
エクストルーダー　99
江戸の粟餅　61
エノコログサ　3, *41*, *54*, 56
エノコログサ型　56
エノコログサ属　54
円蔵寺　65
えんどう落雁　47
エンバク　*48*, 86

お

黄化萎縮病　71
大相撲　83
オオムギ　37
大麦　*44*
おねり　25

か

加圧押出し機　99
禾穀類　1
風邪の食事療法　34
加藤清正　103
過敏性肺炎　106
鎌倉彫　106
雷除け　94
雷除け札　*49*
亀山　64
カモアシビエ　viii
かゆ　24
カラーコーン　87
カラビエ　viii
皮麦　*44*, 91
邯鄲　59
漢方生薬　102
甘味種　6
含硫アミノ酸　14

き

帰経　28
擬似穀類　1
キビ　iv, 4, *46*, 76
　　──餅　78
　　──（雑穀栽培事情）　101
キビ亜科　2, 57
キビ亜科種子　16
キビ団子　*46*, 76
吉備団子　77
麹子　82
曲搗き粟餅　62
稆黍　79
切り餅　*46*, 78
金々先生栄花夢　60

く

谷子（グーズー）　53
グルテリン　16, 88
グレインウイスキー　96

索　引

グレインソルガム　4
クロキビ　79
グロブリン　16
黒穂菌　93,105
黒蒸し法　71

け

健康増進　34

こ

黄鐘　78
香煎　*49*,92
コウボウビエ　viii
高リシントウモロコシ　88
コウリャン　v,82
硬粒種　6
五果　32,69
こがし　90
五気　27
五行色体表　32
五行説　27
斛（こく）　79
国民健康・栄養調査報告　12,19
五穀　32,*44*,69
五菜　32,69
固体発酵　82
五畜　32,69
コド　9, x
言間団子　77
諺・俗信　40
　――（アワ）　67
　――（トウモロコシ）　100
　――（ヒエ）　75
　――（モロコシ）　84
小鳩豆楽　83
五味　27
コムギ　37,*48*,86
　――レシピ　37
小麦　*44*
コメの小穂　73
コモマイ（菰米）　104,105
コーン　86

コーンカップ　86
コーングリッツ　*51*,99

さ

ササ　54,104
雑穀　1
　――, 加工製品　25
　――, 調理法　23
　――, 定義　1
雑穀混合米　21
雑穀栽培事情　107
雑豆　1
産後の栄養補充　34

し

小米　53
シコクビエ　viii,7
シコクムギ　vii,101
子実用モロコシ　5
シスチン　14
しとぎ　25
ジャイアントコーン　*51*
鈇（しゅ）　79
菽穀類　1
ジュズダマ　54,101
出世魚　66
十返舎一九　64
小花　74
小穂　73
稷　59
食育　30,31
食医同源　27
食事摂取基準値　19
食事摂取量　19
食薬同源　27
白干し法　71
白蒸し法　71
神撰　55

123

索　引

す

スイート種　6, 87
スズメガヤ亜科　3, 57
スナック菓子　98
スレオニン　13

せ

精　33
成分育種　88
精力改善　34
浅草寺　94

そ

ソバ（蕎麦）　37
　──レシピ　38
蕎麦粥　38
蕎麦茶　38
蕎麦湯　38
ソフト種　6
ソルガム　v, 81

た

第1制限アミノ酸　13, 14
代参湯　33
大豆　44
体力回復　34
タカキビ　v, 82
タケ　104
だんご　25
ダンチク亜科　3
たんぱく質の栄養評価　12
たんぱく質の質的評価法　13

ち

チシマザサ　104
地方名　84
チョウセンビエ　viii
チョウセンムギ　101

チロシン　13
沈既済　59
枕中記　59

つ

ツァンパ　92
ツェイン　89

て

テフ　8, ix
デント種　5, 87

と

トウキビ　v, vi, 86
トウジンビエ　ix, 8
トウムギ　101
トウモロコシ　vi, 5, 48, 84
　──レシピ　35
　──（雑穀栽培事情）　113
トウモロコシ粥　35
糖用モロコシ　5
豊臣秀吉　90
トリプトファン　13
度量衡　78
トレオニン　13

な

七日堂裸まいり　65
ナンバ　86
なんばの毛　95
ナンバン　vi, 86
ナンバンキビ　86
軟粒種　6

に

新嘗祭　55
二元的健康観　31
日本人の食事摂取基準　19

索　引

ね
熱中症予防　34
ネマガリダケ　104

の
野麦　105

は
ハイリシンコーン　88
馬援　36
白酒　82
爆裂種　6
馬歯種　5
裸麦　44,91
鉢の木　60
はったい粉　49,90
ハトムギ　vii,7,51,101
　　──レシピ　36
パーボイルドライス　45,71
バーボンウイスキー　50,97
バリン　13

ひ
ヒエ　iv,3,44,69
　　──の小穂　73
　　──（雑穀栽培事情）　109
冷え性の改善　34
稗搗き節　73
非エノコログサ型　56
稗蒔　74
ヒエ飯　44
ヒスチジン　13
必須アミノ酸　13
百穀の王　33
美容養顔　34
疲労の回復　34

ふ
ファルス亜科　2,3,57
フェニルアラニン　13
浮小麦　37
不眠症の改善　34
フライスナック　98
フリント種　6,87
プロラミン　16,89
分画たんぱく質　16

へ
米陸軍サバイバル全書　54

ほ
膨化スナック　51,98
膨化トウモロコシ　51
箒　83
ホウキモロコシ　47,83
箒用モロコシ　5
芳香族アミノ酸　14
補腎　33
北海道米　89
ポップコーン　50,98
ポップ種　6
ホワイトソルガム　47,81
ポン菓子　98
本草　27

ま
マイロ　v,82
茅台酒　47,82
マコモ　52,54,104,105
マコモズミ　52,106
マコモタケ　52,105
豆落雁　47,83
まんじゅう　25

み

未病 31
治未病 30
宮本武蔵 103
ミレット 1, 11

む

麦こがし 49, 91
　──売り 91
麦藁蛇 49, 91

め

メイズ 86
目黒不動の粟餅 61
めし 24
メチオニン 14

も

モウソウチク 104
もち 24
モチゴメ（糯米）38
　──養生 39
　──レシピ 39
糯米粥 39
糯米小麦粥 37
糯米酒 39
糯米百合粥 39
モチ種 6
餅花 61
桃太郎 46, 76
モルトウイスキー 96
モロコシ 4, v, 47, 80
　──レシピ 35
　──餅 78
　──（雑穀栽培事情）111

モロコシ粥 34

や

やいごめ 72
焼き米 45, 72
焼米坂 72
龠（やく）79

よ

養心安神 33
ヨクイ vii, 101
ヨクイニン（薏苡仁）7
薏苡仁湯 36
薏苡仁糖 51, 103
薏苡仁熱中症予防茶 36
薏苡仁美容茶 36
ヨブ 101
　──の涙 101
四万六千日 94

り

李時珍 36
リシン 13
リジン 13
瀧泉寺 61

ろ

ロイシン 13
ロードコーン 87

わ

ワイルドライス x, 9, 52, 104
ワキシーコーン 87
ワキシー種 6, 87

【著者略歴】

平　宏和
たいら　ひろ　かず

1928年東京都生まれ．1950年千葉農業専門学校（現，千葉大学園芸学部）農芸化学科卒業．同年食糧庁食糧研究所（現，国立研究開発法人 農業・食品産業技術総合研究機構 食品研究部門）．1989年社団法人資源協会食品成分調査研究所．2003年同所退職．農学博士．現在に至る

【主な著書】

「稲と米」農研センター・生研機構編（共著），農林水産技術情報協会，1988年．「稲学大成　第二巻〈生理編〉」松尾孝嶺編（共著），農山漁村文化協会，1990年．「食べ物の安全のためにできること」（監著），ポプラ社，1994年．「雑穀の自然史」山口裕文・河瀬真琴編（共著），北海道大学図書刊行会，2003年．「栄養と健康のウソ　ホント」（共著），家の光協会，2005年．「食品図鑑」（編著），女子栄養大学出版部，2006年．「新版日本食品大事典」（編著），医歯薬出版株式会社，2017年．

雑穀のポートレート

2017年11月6日　第1版　第1刷発行

著　者　平　　宏和
発行者　竹内　　大
発行所　錦房　株式会社
　　　　〒244-0002　横浜市戸塚区矢部町1865-8
　　　　TEL/FAX　045-871-7785
　　　　http://www.kinfusa.jp/
　　　　郵便振替番号 00200-3-103505

© Kinfusa Inc., 2017．〈検印省略〉　　　印刷・製本／真興社

乱丁，落丁の際はお取り替えいたします．

ISBN978-4-9908843-1-4　　　　　　　　Printed in Japan

[JCOPY]〈出版者著作権管理機構　委託出版物〉
本書（誌）の無断複製は著作権法上での例外を除き禁じられています．複製される場合は，そのつど事前に出版者著作権管理機構（電話03-3513-6969，FAX 03-3513-6979，e-mail：info@jcopy.or.jp）の許諾を得てください．